AF300453

DE LA

STRICTUROTOMIE

INTRA-URÉTRALE

MÉTHODE CURATIVE DES RÉTRÉCISSEMENTS DE L'URÈTRE,
AUTREFOIS RÉPUTÉS INCURABLES,

PRÉSENTÉE AU CONCOURS

DU PRIX FONDÉ PAR LE BARON BARBIER

Avec divers documents
sur un procédé de dilatation pour éviter la ponction de la vessie
et l'urétrotomie périnéale,
sur quelques cas remarquables de lithotripsie, etc.,

PAR G. GUILLON,

Docteur en médecine de la Faculté de Paris,
Chevalier de la Légion d'honneur, ex-chirurgien des hussards de la Garde royale,
Ancien chirurgien consultant du roi Louis-Philippe,
trois fois lauréat de l'Académie des sciences
(Institut impérial de France).

PREMIER FASCICULE.

PARIS

TYPOGRAPHIE HENNUYER, RUE DU BOULEVARD, 7. BATIGNOLLES.
(Boulevard extérieur de Paris.)

1857

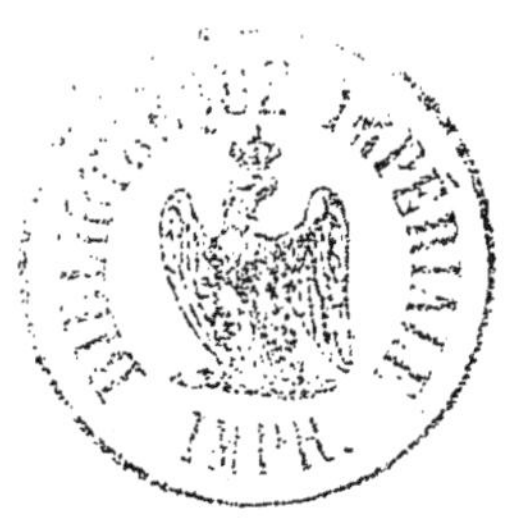

LA

STRICTUROTOMIE INTRA-URÉTRALE

PRÉSENTÉE

AU CONCOURS DU PRIX BARBIER.

L'Académie de médecine a été autorisée, l'année dernière, à accepter la fondation des prix du baron Barbier, professeur et chirurgien en chef à l'hôpital militaire du Val-de-Grâce ; l'un de ces prix, qui est annuel et de la valeur de trois mille francs, « *doit être décerné à celui qui* « *découvrira des moyens complets de guérison pour des ma-* « *ladies reconnues le plus souvent incurables.* » (*Bulletin de l'Acad. de méd.*, numéro du 15 décembre 1856.) — Devant croire, d'après les termes d'un rapport adopté à l'unanimité par l'Académie de médecine, que je remplis les conditions de cette institution, je me suis décidé à présenter au concours ma méthode de stricturotomie intra-urétrale, au moyen de laquelle *on guérit complétement et radicalement aujourd'hui les rétrécissements urétraux qui, autrefois, étaient tout à fait incurables.*

Cette stricturotomie est d'ailleurs actuellement acquise à la pratique chirurgicale ; — elle est adoptée par plusieurs de mes anciens juges du concours d'Argenteuil, et par plusieurs de mes anciens compétiteurs ; — un de ces anciens juges, qui rejetait autrefois cette méthode de traitement, la trouve maintenant tellement bonne qu'il semble vouloir se l'approprier. — Ces faits suffisent, je crois, pour démontrer d'une manière péremptoire la valeur réelle de ce progrès chirurgical, et par suite pour établir mes titres au prix Barbier.

Je n'avais pas seulement à justifier mes prétentions à cette récompense : les courtes observations qui précèdent auraient rempli cette tâche. J'avais aussi un devoir à remplir dans l'intérêt de ceux qui cherchent à faire progresser l'art de guérir, c'est de faire connaître à l'Académie de médecine une série de faits que je m'abstiens de qualifier, bien que mes travaux en aient été l'objet, et en même temps de sauvegarder de la convoitise de certains confrères des procédés chirurgicaux qui m'appartiennent.

Cette brochure réunit dans ce but des documents qui démontreront, notamment : que M. Civiale, d'un esprit emprunteur et peu inventif, ne saurait, à la faveur d'une fondation, chercher à s'approprier ce qui appartient à d'autres ; et qu'il y aurait inhumanité de sa part à vouloir imposer à ses successeurs le seul procédé chirurgical auquel on puisse attacher son nom, c'est-à-dire *la lithotritie avec les instruments droits*, puisque ce procédé est compromettant pour ceux qu'on opère.

J'ose espérer que les détails qu'on trouvera dans cet opuscule obligeront M. Civiale à donner à l'Académie des sciences quelques explications sur la conduite qu'il a tenue à mon égard, en oubliant trop complétement les bons offices que je lui ai rendus, à une autre époque, auprès de M. Percy, dont je m'honore d'avoir été l'ami.

DOCUMENTS

CHIRURGICAUX

PREMIER DOCUMENT.

La fondation philantropique de M. Civiale peut-elle lui faire attribuer certains perfectionnements appartenant à un autre praticien?

M. Civiale, en faisant insérer dans tous les journaux la note qu'il a communiquée à l'Académie des sciences et à l'Académie de médecine, sur la fondation d'un service de calculeux dans les hôpitaux de Paris, a voulu donner à cette bonne action toute la publicité possible. A-t-il espéré, en agissant ainsi, attacher son nom, *sous la sanction de l'autorité administrative*, à deux perfectionnements introduits par moi dans la thérapeutique chirurgicale? C'est ce que porte à croire cette phrase : « Les indigents, attaqués de « la pierre ou de toute autre maladie affectant les organes « génito-urinaires, *continueront d'être traités par les pro-* « *cédés que j'*AI FAIT CONNAITRE. »

Or, comme jusqu'à ce jour je n'ai pas revendiqué assez hautement, ainsi que j'aurais dû le faire, les emprunts de cet habile confrère, je ne puis différer plus longtemps de rendre publics les faits ci-après.

Pour bien édifier le lecteur sur la nature des sentiments de ce philanthrope et sur son parfait désintéressement, je reproduirai tout d'abord ce qu'on lit dans *le Cosmos* du 19 juin 1857, rédigé par le savant abbé Moigno, au sujet de la réclamation que j'avais adressée à l'Académie des sciences le 8 du même mois :

— « M. le docteur Guillon croit devoir protester à son tour contre la phrase dans laquelle M. Civiale annonce que, grâce à la fondation faite par lui à l'hôpital de la Charité, *les in-digents atteints de la pierre, ou de toute autre maladie affectant les organes génito-urinaires, continueront à être traités d'après les procédés que lui, M. Civiale, a fait connaître.* Ces derniers mots sont évidemment de trop ; l'habile chirurgien aurait dû les supprimer et se borner à dire que les malades seront traités d'après les procédés dont la science moderne s'est enrichie. Ne serait-ce pas attenter à la fois au progrès et à l'humanité que de vouloir condamner les successeurs de M. Civiale à ne se servir que des méthodes et des moyens découverts et employés par lui? S'il s'agit de lithotritie, qu'a-t-il découvert? une forme d'instrument aujourd'hui complétement abandonnée. Déjà, en août 1836 (*Comptes rendus*, t. III, p. 164), l'Académie des sciences adoptait un rapport dans lequel MM. Roux et Larrey déclaraient formellement : 1° qu'au lieu d'agir sur les calculs urinaires avec des instruments à forets, et fonctionnant par une sorte de térébration successive, on les brise aujourd'hui par une compression brusque et graduée, selon la volonté de l'opérateur et d'après la méthode de Jacobson ; 2° que M. Leroy d'Etioles avait émis le premier l'idée du brise-pierre à écrou brisé, dont M. Civiale revendiquait la priorité. Le véritable inventeur du procédé actuel de lithotripsie est donc M. Jacobson ; les meilleurs lithotriteurs sont ceux de MM. Heurteloup et Guillon, avec lesquels on fait, dans une seule séance, ce qu'on ne ferait qu'en huit ou dix séances avec les anciens instruments. S'il s'agit des autres maladies des voies urinaires, des rétrécissements de l'urètre, par exemple, les prétentions de M. Civiale sont plus incroyables encore, car il est démontré pour nous, jusqu'à l'évidence, que la méthode de guérison exposée par lui dans le *Bulletin de thérapeutique* et ailleurs ne diffère que par des détails tout à fait secondaires de celle de M. Guillon dont, dans un rapport approuvé par l'Académie de médecine en 1839, M. Lagneau avait dit qu'elle guérit complétement et radicalement une maladie aussi grave qu'elle est fréquente, et qui, avant lui, était tout à fait incurable. » (*Cosmos ; Revue encyclopédique hebdomadaire des progrès des sciences,* t. X, p. 638.)

Je le rappellerai ici très-succinctement, les brise-pierres, auxquels on a attaché le nom de M. Civiale, en 1836, *ont des cuillers larges et peu élevées,* comme celles de mes lithotripteurs, dont le dessin avait été déposé par moi à l'Académie des sciences, avec une note explicative, le 5 août 1833, ainsi que le constatent plusieurs journaux de cette époque.

En conséquence, les brise-pierres de M. Civiale, confectionnés plusieurs années après les miens, doivent être considérés comme des copies du lithotripteur pour lequel l'Académie des sciences m'a décerné un encouragement de 2,000 fr., en 1847, pour le concours Montyon de 1845, et je suis fondé à revendiquer la portion la plus importante de cette prétendue invention de M. Civiale, c'est-à-dire les cuillers dans lesquelles les calculs sont écrasés, — premier perfectionnement que j'ai fait subir, il y a vingt-quatre ans, aux brise-pierres à marteau de M. Heurteloup.

Quant à la *stricturotomie,* je la pratiquais dès 1827, à l'époque où M. Civiale vantait la cautérisation, que j'ai beaucoup contribué à faire abandonner ; je revendique cette méthode tout entière, en faisant observer que les perfectionnements que M. Civiale prétend y avoir ajoutés ne sont que des modifications rétrogrades et inadmissibles.

Le document ci-après fera connaître les tribulations que me suscita M. Civiale, lorsqu'il devint mon juge au concours d'Argenteuil de l'Académie de médecine. On verra qu'étant à la fois juge et partie, il rejeta ma méthode de traitement, parce qu'il ne voulait pas, sans doute, que le prix d'Argenteuil fût décerné à un praticien qui habitait Paris comme lui et dont il craignait la concurrence.....

Et quatre années plus tard, en 1848, ayant pu, en sa qualité de juge, examiner mes travaux sur ce sujet, et s'assurer de la valeur réelle des résultats que j'avais obtenus de la stricturotomie, sous les yeux de la Commission académique qui avait suivi mes expérimentations pendant plus de dix ans, M. Civiale, non-seulement abandonna ses préventions injustes, mais de plus, à dater de cette époque, il chercha à s'approprier mes procédés ; dans ce but, il attacha son nom à une copie de l'urétrotome que j'avais montré, en sa présence, à la Société de médecine pratique, le 7 avril 1831.

(Voir l'extrait du procès-verbal de la Société de médecine

pratique du 7 avril 1831, présidence de M. le baron Dubois, consigné à la page 28 du troisième document et à la page 61 du cinquième).

Je ne me plains pas de ce que M. Civiale ait adopté et prôné la stricturotomie; je lui reproche seulement les faits ci-après :

1° De n'avoir pas cité une seule fois mon nom dans ses écrits depuis qu'il est devenu partisan de ma méthode de traitement;

2° D'avoir rendu parfois meurtrières, et très-meurtrières, les incisions intra-urétrales multiples qui la constituent, en leur donnant *trop de profondeur et d'étendue*, quand elles ne devaient intéresser que les tissus qui forment les strictures, les coarctations urétrales.

Comme j'ai dépassé le chiffre de 2,000 guérisons par mes différentes opérations intra-urétrales, et que j'ai *incisé* des centaines de malades, sans avoir eu jusqu'à ce jour à déplorer la perte d'un seul des suites de mes opérations, je suis fondé à renvoyer aux opérateurs *malheureux* les accidents qu'ils causent en pratiquant la stricturotomie.

3° Enfin, je reproche à M. Civiale d'avoir, d'une part, oublié trop vite ces lignes, qui se trouvent à la page IX de son livre *de la Lithotritie*, publié en 1827 :

« Il est malheureusement trop vrai que l'on commence « toujours par repousser les découvertes nouvelles, et qu'on « cherche ensuite à en dépouiller les auteurs; »

Et, d'autre part, de vouloir, trente ans plus tard, adopter le précepte de certains confrères, qui prétendent que le véritable inventeur n'est pas celui qui découvre le moyen de guérir une maladie réputée incurable, mais bien celui qui vulgarise cette découverte en thérapeutique, ce qui veut dire que, pour devenir auteur et dépouiller un humble praticien d'un progrès scientifique, auquel il croyait pouvoir attacher son nom, il suffit d'être chirurgien ou médecin d'hôpital, et d'avoir à sa disposition quelques plumes habiles.

En définitive, toute la question est là : M. Civiale peut-il se faire attribuer, à la faveur de sa fondation philantropique, des moyens de guérir inventés et perfectionnés par un confrère, sous le prétexte qu'il a pu contribuer à les faire connaître par quelques publications ?

DEUXIÈME DOCUMENT.

Le prix d'Argenteuil et M. Civiale. — La stricturotomie au concours du prix fondé par le baron Barbier.

M. d'Argenteuil a fondé, en 1838, un prix qui doit être donné tous les six ans *à l'auteur* du perfectionnement le plus important apporté *aux* moyens curatifs des rétrécissements de l'urètre ; — « mais dans le cas, avait-il dit, et « dans ce cas seulement, où, pendant une période de six ans, « cette partie de l'art de guérir n'aurait pas été l'objet d'un « perfectionnement assez notable pour mériter le prix que « j'institue, l'Académie pourra *l'accorder à l'auteur* du per- « fectionnement le plus important apporté durant ces six ans « au traitement des autres maladies des voies urinaires. »

Ce qu'avait dû vouloir le testateur, ce qu'il a voulu et ce qu'il a dit nettement, c'était récompenser tout d'abord celui qui aurait su trouver le perfectionnement le plus notable dans le traitement de la coarctation urétrale, qui avait fait son désespoir pendant les dernières années de sa vie.

Dès que j'eus connaissance du programme du concours d'Argenteuil, publié par l'Académie de médecine, je me décidai à figurer au nombre des compétiteurs, en présentant les travaux sur lesquels se fondaient mes titres.

Mes titres à ce prix consistaient : 1° à avoir introduit dans la pratique chirurgicale une méthode au moyen de laquelle on obtient la guérison des rétrécissements de nature fibreuse, tels que celui dont M. d'Argenteuil était affecté, et qui précédemment étaient considérés comme inguérissables ; 2° à avoir inventé les instruments nécessaires pour obtenir cet heureux résultat ; 3° à avoir expérimenté avec succès, pendant dix années consécutives, sous les yeux d'une Commission académique, ce mode de traitement.

Il fallait un temps assez long pour bien faire apprécier ma méthode, en elle-même et dans ses résultats. Dans ce but, dès le 3 janvier 1839, j'avais prié l'Académie de vouloir bien désigner une Commission pour examiner la valeur de mon traitement. — Le même jour, MM. Cullerier, Lagneau, Roux, Sanson et Velpeau avaient été choisis. A dater de cette époque, je m'étais considéré comme concurrent au prix d'Argenteuil, ainsi que le constate le mémoire qui est consigné dans la *Revue médicale*, cahier de février 1839.

Cette Commission nomma pour rapporteur M. Cullerier ; à la mort de ce dernier, M. Lagneau le remplaça.

Dans le savant rapport que l'Académie de médecine a entendu et *adopté*, dans sa séance du 2 octobre 1849, et qu'elle a fait insérer dans le tome XV de son *Bulletin*, M. Lagneau a exposé l'état précédent de la science sur la thérapeutique des rétrécissements de l'urètre.

Puis, examinant les procédés au moyen desquels je suis parvenu à reconnaître chez les malades les rétrécissements de nature fibreuse, *avec une précision mathématique* qu'on n'avait point encore obtenue, il a fait connaître la méthode que j'emploie *avec un succès soutenu, depuis trente ans, pour guérir les rétrécissements de la plus mauvaise espèce, qui étaient presque toujours regardés comme incurables par les praticiens les plus éminents.*

Il prouve que ma *manière de guérir ces coarctations urétrales de nature fibreuse est un perfectionnement chirurgical important, et le plus important de tous ceux qui ont été introduits dans la pratique en ces derniers temps.*

L'honorable rapporteur déclare en outre, en fournissant des preuves à l'appui, que les guérisons que j'ai obtenues ont été *tout à fait radicales.*

Il fait observer que les diverses expérimentations de ma méthode *de traitement ayant eu lieu sous les yeux de la Commission pendant dix années consécutives, cette Commission se déclare complétement édifiée sur les résultats.*

A la page 600, M. le rapporteur s'exprime en ces termes : « *Il est évident*, pour nous, *que c'est M. Guillon qui a atta-* « *qué* LE PREMIER, *de dedans en dehors et d'arrière en avant,* « *avec une grande précision, les rétrécissements situés pro-* « *fondément dans l'urètre, en pratiquant des incisions plus* « *ou moins profondes et plus ou moins nombreuses, selon* « *l'épaisseur et l'étendue des coarctations.* »

Ces honorables témoignages, qui m'ont été donnés par la Commission, répondaient par des faits à des insinuations malveillantes dirigées contre ma méthode par de hauts amours-propres blessés. Aujourd'hui encore, je présente, comme l'expression de la vérité, la déclaration suivante, en mettant de nouveau mes adversaires au défi d'apporter la moindre preuve d'erreur ou d'exagération.

J'ai dépassé le chiffre de deux mille guérisons obtenues PAR LES DIVERS MODES DE TRAITEMENT *que j'emploie depuis plus de trente ans sur les malades affectés de rétrécissements urétraux ; et jusqu'à ce jour, j'ai été assez heureux pour n'avoir pas perdu un seul de ces malades des suites de mes différentes instrumentations intra-urétrales :* ELLES SONT TOUJOURS APPROPRIÉES A LA NATURE DES OBSTACLES *qui rendent la sortie de l'urine difficile ou impossible.*

Je n'ai point observé de récidive chez ceux qui ont achevé leur traitement. Jusqu'à présent aussi, je n'ai pas trouvé de rétrécissement *incurable*, bien que j'aie traité un très-grand nombre de malades qui avaient été jugés *inguérissables* par des confrères fort habiles.

Si cette déclaration, que j'ai déjà rendue publique, n'avait pas été exacte, il se fût trouvé plus d'une personne intéressée à me constituer en mensonge. — A cet égard, on pouvait s'en rapporter au zèle d'un praticien qui a pour habitude bien connue de nier toujours *les succès* d'autrui, et d'inventer au besoin *des revers.*

J'insiste sur cette déclaration, parce que c'est la manière la plus précise, la plus concluante, de repousser les allégations qui ont été portées plusieurs fois devant les Commissions d'Argenteuil.

Je n'indique pas, sur le chiffre de deux mille guérisons, en quelle proportion se trouvaient les malades affectés de rétrécissements fibreux, parce que cette question, sans intérêt aujourd'hui, est liée à celle fort grave du diagnostic des obstacles à l'émission de l'urine, dont je m'occuperai ailleurs, et bientôt, je l'espère.

Voici des faits qui me paraissent de nature à corroborer les témoignages du rapport de la Commission de 1839 sur les avantages et la sûreté de ma méthode pour la guérison des rétrécissements fibreux.

Deux des membres des Commissions qui ont eu à examiner cette manière de guérir, et qui l'avaient d'abord rejetée, l'adoptent complétement aujourd'hui. L'un reconnaît loyalement que ses préventions étaient mal fondées, et rend justice à ce progrès chirurgical. L'autre va plus loin : — il paraît vouloir se l'approprier. — Le premier est M. Velpeau ; le second est M. Civiale.

Lorsque M. Velpeau a été désigné pour faire partie de la Commission de 1839, il conservait encore l'opinion qu'il avait exprimée en ces termes dans le tome III de sa *Médecine opératoire*, page 932, première édition :

« Cette méthode ne peut guère être tentée que par des « gens irréfléchis, dénués de connaissances précises, soit en « anatomie, soit en chirurgie, ou par des charlatans. »

C'est principalement à cause de cette opinion si absolue que j'ai désiré avoir mon savant compatriote pour juge ; et sur ma demande, l'honorable M. Husson, alors président de l'Académie, l'a désigné comme l'un des membres de la Commission. M. Velpeau, éclairé par les résultats que j'ai obtenus sur un grand nombre de malades soumis à l'examen de cette Commission, est revenu franchement de ses préventions, et, dans son cours de clinique à l'hôpital de la Charité, pendant l'année scolaire de 1846 à 1847, il a, devant ses élèves, reconnu les avantages de ma méthode, en ces termes :

« Les rétrécissements durs et un peu étendus ne cèdent « pas à la dilatation ni aux caustiques. Il est nécessaire de « les détruire avec l'*instrument tranchant*, ou de les déchirer. « Les scarifications ont effrayé beaucoup de chirurgiens ; j'ai « partagé moi-même ces craintes, et je les exprimées dans « mon livre de *Médecine opératoire* ; mais c'est surtout, *et* « *avec raison*, M. Guillon qui les a remises en vogue. » (*Gazette des hôpitaux* du 9 novembre 1847.)

En s'exprimant de la sorte, l'honorable professeur voulait désigner mes incisions intra-urétrales, ma *stricturotomie* n'intéressant que les tissus indurés qui constituent les coarctations, les strictures urétrales. Son esprit judicieux ne pouvait avoir en vue deux autres procédés tout à fait différents, dont l'un, préconisé alors par Amussat, consistait en des incisions superficielles, des espèces d'égratignures n'intéressant que la membrane muqueuse urétrale, et dont l'autre, pratiqué par M. Reybard, avait pour but de diviser toute l'épaisseur du canal urétral avec un urétrotome dont la lame pénétrait à quatre ou cinq lignes de profondeur, c'est-à-dire à plus d'un centimètre dans les tissus.

Quant à M. Civiale, j'ai trouvé en lui un moins loyal adversaire. Dans la position élevée qu'il doit principalement à son savoir-faire, ce praticien n'a jamais eu la bonne pensée et la satisfaction de rendre justice aux succès de ses confrères.

Dans tous ses ouvrages il ne cite, il ne loue que les morts ; quant aux vivants, ils n'ont rien fait, rien produit, ou s'ils ont inventé ils emploient mal leurs procédés. Lui seul, enfin, réunit talent, savoir, adresse.

Dès que ma méthode eut fixé l'attention des praticiens, son antagonisme commença contre moi. Six jours après avoir été chargé par l'Académie d'examiner ma méthode, comme membre de la première Commission d'Argenteuil, il l'a combattue dans le *Bulletin de Thérapeutique*, numéro du 30 septembre 1844, afin d'influencer cette Commission et l'Académie elle-même, oubliant entièrement la réserve que lui commandait son mandat. Et après avoir pris une connaissance plus complète de mes travaux, ce loyal confrère semble avoir conçu la pensée de s'emparer de cette même méthode qu'il avait d'abord rejetée. Ainsi s'est justifié ce que j'ai dit page 9 de mes *Quelques mots relatifs au prix d'Argenteuil*, en octobre 1844 : « Si les opinions de M. Civiale ont déjà changé deux « fois relativement à la cautérisation, *je ne désespère pas de* « *le voir revenir à de meilleurs sentiments* ENVERS LES INCI- « SIONS... » Il fait plus maintenant, il voudrait se faire attribuer ma stricturotomie à la faveur d'une fondation qui ne peut que le placer au nombre des bienfaiteurs de l'humanité.

Quelques citations prouveront le peu de bonne foi et les contradictions de M. Civiale. Voici ce qu'il écrivait dans le *Bulletin de Thérapeutique*, numéro du 30 septembre 1844, page 217 :

« La méthode des incisions, des scarifications, des « mouchetures, etc., est présentée par quelques chirurgiens « comme un moyen sans pareil pour détruire les coarcta- « tions urétrales même les plus opiniâtres. J'ai fait voir dans « mon *Traité pratique* ce qu'on peut attendre de ce procédé « aventureux. Les preuves que j'ai données de son ineffica- « cité et de ses dangers ne sauraient laisser aucun doute « dans l'esprit de quiconque aura pris la peine d'étudier à « fond ce sujet. Mais il est des hommes prévenus qui ne « reculent pas devant l'évidence; aussi a-t-on vu les auteurs « de ces procédés se présenter devant nos Académies avec

« un aplomb d'autant plus surprenant que les prétendus
« faits qu'on invoque n'ont aucune valeur réelle. »

A la page suivante, M. Civiale ajoute : « La méthode des
« incisions a pour but spécial de détruire les coarctations
« dures, anciennes, et occupant une grande étendue dans
« l'urètre. Par elles on a voulu doter d'une nouvelle res-
« source l'art trop souvent impuissant à procurer une cure
« radicale de ces cas graves. En dernière analyse, *on n'a*
« *point eu à s'en féliciter;* tout ce que je puis dire, c'est
« que les faits acquis à la science *ne sont pas favorables.* »

Dans son *Traité pratique,* M. Civiale termine ainsi l'article *Incisions :*

« Quant à la division des rétrécissements, en admettant
« même qu'elle pût être faite sans accidents, on ne détruit
« pas par là le rétrécissement, on ne rétablit point le canal
« dans son calibre naturel, *on en fait seulement un nouveau,*
« et les altérations de texture auxquelles la coarctation avait
« donné lieu persistent au moins en partie. *Cette méthode ne*
« *peut être signalée que pour mémoire,* ELLE NE MÉRITE
« PAS QU'ON LA DISCUTE. »

Parlant à la page 279 de mes *mouchetures superficielles*
ou *saignées locales,* qu'il a toujours confondues à tort avec
mes *incisions,* dont le but est tout différent, M. Civiale exprime en ces termes ses craintes sur les infiltrations uri-
neuses : « Ou l'on divise la membrane muqueuse, et alors on
« doit craindre les effets bien connus du contact de l'urine
« avec le tissu cellulaire, ou bien on ne divise pas cette
« membrane, et alors que doit-on attendre de l'opération ? »

A la page 282, il fait la déclaration suivante : « Je n'ai pu
« encore me décider à inciser les parois urétrales, retenu
« par la crainte d'aggraver l'état des malades. »

On le voit, M. Civiale était, en 1844, un détracteur bien
prononcé, bien convaincu de la nouvelle méthode. Il la con-
damnait au nom de la science, d'un ton tranchant et magistral.

De nouvelles citations, empruntées à son livre *De l'urétrotomie,* publié en 1849, vont édifier sur la constance des con-
victions du praticien et de l'écrivain, et prouver combien est
grande sa prédilection pour les inventions toutes faites.

Dans la préface de ce livre, l'auteur, qui comprend sa
fausse position, sent le besoin de l'expliquer et de la justifier.

« Exprimer des *doutes*, dit-il, au sujet d'un moyen même
« bon en soi, ce n'est pas le proscrire, c'est seulement mettre
« ses partisans en demeure de fournir une démonstration
« plus complète. » La précaution est habile pour préparer
ses nouvelles opinions ; mais on n'a pas oublié qu'il a repoussé cette méthode comme un *moyen aventureux et ne*
méritant point qu'on s'en occupât...

A la page 83, il ajoute : « Ce qui paraît établi, quant à
« présent, c'est que, dans *la partie profonde de l'urètre*,
« comme au méat urinaire, il vaut mieux *inciser trop* que
« *trop peu* ; c'est d'ailleurs le moyen de soustraire le malade
« à des opérations nouvelles, d'abréger la durée du traite-
« ment, et aussi d'en assurer le succès ; on fait disparaître
« en même temps toutes les douleurs que la dilatation con-
« sécutive ne manque pas de produire quand la division des
« tissus est insuffisante, sans compter qu'alors il devient
« souvent nécessaire de recourir de nouveau à l'urétrotomie. »

A la page 118, M. Civiale reconnaît : « 1° que l'*urétrotomie*
« *d'arrière en avant constitue un perfectionnement de la thé-*
« *rapeutique chirurgicale ;* 2° que dans les rétrécissements
« longs, durs, rétractiles, qui occupent la partie pénienne
« et la courbure de l'urètre, des *incisions longues et pro-*
« *fondes* permettent à la dilatation consécutive dirigée con-
« venablement, de produire des résultats *qu'on n'obtiendrait*
« *pas sans leur concours.* »

On le voit, M. Civiale est aujourd'hui partisan de mes incisions qu'il combattait quelques années auparavant, parce
que sans doute il ne les comprenait pas encore. Ces incisions,
il s'est décidé même à les faire beaucoup plus profondes
que celles que je pratique habituellement. Aussi a-t-il
éprouvé des accidents inévitables dans cette manière aven-
tureuse de pratiquer des opérations qui exigent, d'ailleurs,
des modifications dans le système qu'il suit, et des instruments moins défectueux que ceux qu'il emploie. — Revenu
à cette méthode, M. Civiale, quelque habile qu'il soit, n'a
pas encore pu l'appliquer convenablement, ni établir un
diagnostic rigoureux, et cependant il conteste toujours les
succès de ses confrères, et se glorifie de ceux qu'il a obtenus.
Il s'écrie à la page 117 du même livre déjà cité : « Les heu-
« reux résultats de l'urétrotomie *ne sauraient être contestés,*

« sans parler des effets immédiats de l'opération, qui *sont*
« *toujours favorables.*» Mais on sait déjà avec quel art, pour
faire valoir ses succès dans la lithotritie, M. Civiale savait
aligner les chiffres de ses malades guéris, et plusieurs académiciens peu crédules ont pris le soin de prouver le peu
d'exactitude de ses statistiques.

Dans les attaques dirigées par M. Civiale contre ma méthode et mes résultats, mon nom n'est pas une fois cité ; mais
les allusions sont tellement transparentes qu'on ne pouvait
s'y méprendre. Aussi, lorsqu'il a lu à l'Académie de médecine son mémoire sur l'urétrotomie, où ces attaques sont
reproduites, a-t-il discontinué sa lecture aussitôt que
MM. Amussat et Lagneau eurent demandé la parole pour
signaler les emprunts qu'il s'était permis à mon préjudice,
en dénaturant les faits qui constatent ma priorité dans l'invention des instruments que j'emploie pour inciser les rétrécissements de dedans en dehors et d'arrière en avant.

En définitive, j'aurais mauvaise grâce à reprocher à
M. Civiale son revirement d'opinion, qui devient un argu-
ment en ma faveur. La lutte, d'ailleurs, serait inégale avec
un si terrible adversaire, qui dispose à son gré de plusieurs
plumes habiles et d'un grand nombre de journaux. Ce que
je lui reprocherai, c'est de chercher, sans aucun scrupule, à
s'approprier ma méthode, depuis qu'en sa qualité de juge il
a pu examiner mes travaux sur ce sujet, — et de conserver
toujours une *grande prédilection pour les inventions toutes
faites.*

Que M. Civiale, qui, dès 1841, s'était déjà emparé de mon
procédé pour guérir les rétentions d'urine produites par des
obstacles valvulaires de l'orifice interne de l'urètre, procédé
que je lui avais indiqué en 1838, ainsi que je l'ai dit dans
une réclamation que j'ai adressée à l'Académie, le 19 septembre 1843 ; que M. Civiale m'emprunte mes procédés, ma
méthode, soit ; mais du moins qu'il les emploie d'une manière moins compromettante pour eux, et surtout pour les
malades. Lui-même convient, à la page 117 de son livre *De
l'urétromanie,* que sur vingt-deux malades trois n'ont été que
soulagés, et qu'il en a perdu un. J'ai entre les mains des lettres
qui prouvent que, dans l'espace de dix-huit mois, trois malades dont il avait instrumenté l'urètre sont morts peu de temps

après avoir été opérés. Ici, qu'il me soit permis de rappeler ce rapport de la Commission de 1839, qui m'a vu à l'œuvre pendant dix années, et qui déclare qu'il *n'est pas à sa connaissance que j'aie perdu un seul malade des suites de mes incisions intra-urétrales, ce qu'elle est loin, ajoute-t-elle, de pouvoir dire de plusieurs autres méthodes.*

M. Civiale a bien des fois attaqué ma méthode et mes résultats dans ses livres et dans les journaux dont il dispose. Moi, plus praticien qu'écrivain, j'ai cru devoir remplacer des discussions passionnées et presque toujours stériles par des faits pratiques, qui seuls peuvent élucider la question et offrir des résultats concluants, ainsi qu'on doit le désirer dans le double intérêt de la science et de l'humanité. Or, voici la proposition qu'en octobre 1844 j'adressai à M. Civiale.

« Que ce chirurgien m'adresse (disais-je dans mes *quel-*
« *ques mots* relatifs au prix d'Argenteuil), *jusqu'à la concur-*
« *rence de dix,* les malades dont il parle à la fin de sa lettre,
« et qui sont affectés de ces rétrécissements qu'il qualifie
« *infranchissables,* et où la méthode des incisions *est tout*
« *à fait impraticable,* et, PAR CHAQUE MALADE, chez
« qui je n'aurai pu triompher des impossibilités avouées par
« M. Civiale, — de ces rétrécissements qui souvent l'obli-
« gent à renoncer à tout espoir d'obtenir une guérison com-
« plète, je m'engage à verser à la caisse de l'association des
« médecins de Paris une somme de cinq cents francs. — Je
« n'y mets que cette seule condition : c'est qu'il versera lui-
« même pareille somme après chaque succès que j'aurai ob-
« tenu dans ces circonstances, et nous prendrons pour juge
« la Commission nommée pour le prix d'Argenteuil. »

M. Civiale a refusé ce cartel chirurgical, les résultats qu'il avait constatés en sa qualité de juge lui ayant sans doute paru tout à fait décisifs. — Et après avoir tout d'abord repoussé cette méthode de stricturotomie, après l'avoir ensuite attribuée aux Anglais et aux Allemands, il a fini par chercher à se l'approprier, mes succès constants ne pouvant plus lui permettre de douter de son efficacité.

Comme depuis longtemps un esprit d'industrialisme, de contrefaçon et de spoliation s'exerce avec une audacieuse impunité dans le domaine de la lithotritie et des autres maladies des voies urinaires, comme plusieurs faits scandaleux

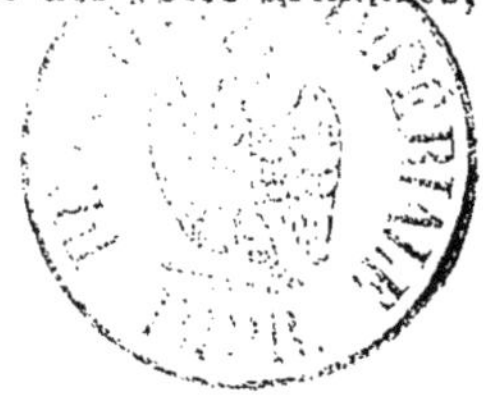

où les mêmes noms reparaissent toujours ont été signalés, il serait digne de nos illustres aréopages scientifiques, — des académies, — ces tribunaux d'honneur, de faire un exemple salutaire et nécessaire, dans l'intérêt de la science et des travailleurs qu'elles ont mission de protéger.

Il me reste à faire apprécier quelle a été ma position vis-à-vis de la deuxième Commission d'Argenteuil.

A ce sujet, je crois devoir rappeler ce passage de la lettre que j'ai adressée à l'Académie de médecine, en lui envoyant différentes pièces relatives à mes travaux. Ce passage est inséré dans le Bulletin académique, numéro du 31 mars 1844, page 507 : « M. Guillon termine ainsi la lettre qui était jointe « à ces pièces : Pour ne laisser aucun doute sur les avan-« tages des moyens chirurgicaux que j'ai jusqu'à présent « opposés avec un succés complet à ces espèces de ré-« trécissements qu'on avait considérés comme incurables, « je me mets à la disposition de messieurs les membres « de la Commission, pour opérer devant eux les malades « qui pourraient être désignés par des médecins ou des « chirurgiens attachés aux hôpitaux. »

J'avais compris que des malades présentés par moi ne pourraient pas avoir auprès de la Commission et de mes compétiteurs la même valeur que ceux qu'on m'aurait donnés, et qu'on m'avait promis, lorsque je m'étais présenté la première fois devant cette Commission. Un des concurrents n'ayant pas été heureux dans certaines opérations pratiquées devant la Commission d'Argenteuil, cette promesse avait été faite par le secrétaire rapporteur, M. Gerdy, en ces termes :

« Nous tâcherons de donner des malades à ceux qui n'en « pourraient pas présenter, mais nous ne les recevrons dans « les hôpitaux qu'après qu'ils auront été opérés, pour ne pas « encourir la responsabilité de ces opérations. »

Dans l'espoir qu'on se déciderait à me donner des malades, j'ai rappelé la promesse qui m'avait été faite, en faisant observer que plusieurs de mes clients qui auraient offert quelque intérêt à la Commission s'étaient refusés à ce que je les opérasse en présence de plusieurs de ses membres, notamment un magistrat atteint de rétrécissements fibreux très-anciens et qui avaient été cautérisés plus de cent fois sans succès. — Ce sujet avait cédé à mes instances, à la condition que je l'opérerais devant une seule personne ; mais M. le secrétaire rapporteur m'ayant écrit que lui et un autre membre avaient été choisis par M. le président pour assister à l'opération, le malade s'y refusa par une lettre, que j'ai montrée aux deux commissaires désignés.

N'ayant pu le faire plus tôt, j'ai présenté à la Commission, le 22 janvier, un sujet affecté de rétrécissement fibreux bien caractérisé, et situé au milieu de la portion spongieuse de l'urètre. Le malade était obligé de porter presque habituellement une bougie. *On m'a répondu* QU'IL ÉTAIT TROP TARD, quoique cinq minutes eussent suffi pour montrer le résultat immédiat de ma méthode.

Ainsi, par des circonstances indépendantes de ma volonté, la deuxième Commission d'Argenteuil n'a pas pu juger ma méthode, et je le regrette d'autant plus que quelques-uns de ses membres, m'a-t-on rapporté, ont prétendu que je ne donnais pas à mes incisions assez de profondeur. Je répondrai que cette profondeur est toujours déterminée par l'épaisseur du tissu induré, et que mes incisions sont d'ailleurs secondées par une dilatation ou compression excentrique convenables. — La preuve qu'elles atteignent leur but, c'est que la Commission de 1839, en constatant les succès que j'ai constamment obtenus, a déclaré que les malades que j'ai guéris n'ont point éprouvé de récidives. J'ajouterai que c'est en proportionnant avec un soin extrême les incisions à l'épaisseur du tissu malade que j'ai pu éviter les accidents et les rechutes, assez familiers à certains confrères, — quand ils essayent d'employer une méthode avant d'avoir réfléchi aux conséquences qui peuvent résulter de leur inexpérience.

Je n'avais présenté pour ce concours que ma méthode pour guérir les rétrécissements fibreux urétraux, parce que le programme annonçait que le prix institué par M. d'Argenteuil serait donné à l'auteur du perfectionnement le plus important apporté au moyen curatif du rétrécissement de l'urètre, et parce que cette méthode, qui m'avait paru digne de l'attention de l'Académie, rentrait complétement dans les conditions du programme.

Cependant les autres maladies des voies urinaires ont été simultanément le sujet de mes études et de mes expérimentations. — Ces travaux sont relatifs : 1° à la thérapeutique de quelques autres états pathologiques de l'urètre; 2° à celle de certaines maladies de la vessie, et surtout à l'excision et à l'incision des obstacles intra-vésicaux que Sœmmering a si bien décrits, page 155 de son *Traité pratique des maladies de la vessie et de l'urètre*, et que d'autres avaient signalés longtemps avant lui ; 3° à celle des maladies de la prostate ; 4° à celle des différents états maladifs de l'appareil spermatique ; 5° aux perfectionnements de la lithotritie, cette conquête chirurgicale dont le véritable inventeur est le docteur Fournier de Lempdes.

Je me réserve de publier ultérieurement ces divers travaux, si l'Académie accueille avec bienveillance ceux que j'ai eu l'honneur de lui adresser sur les rétrécissements fibreux de l'urètre, pour le concours Barbier. Ces travaux offriront peut-être une valeur scientifique aussi grande, si elle ne l'est plus encore, que ceux que la Commission de 1839 a examinés pendant une période de dix années, et sur lesquels elle a fait connaître son opinion le 2 octobre dernier, par l'organe de son rapporteur, l'honorable M. Lagneau.

Je termine cette note, où mon droit de légitime défense m'a forcé de réfuter d'injustes accusations, qui n'attaquaient pas seulement de longs et consciencieux travaux , mais qui pouvaient porter atteinte à mon caractère, à ma loyauté, à cette juste susceptibilité de l'homme et du médecin.

Par un sentiment que l'Académie de médecine appréciera, je ne rappellerai point ici les motifs qui ont déterminé M. Gerdy à se conduire comme il l'a fait pour arriver à la suppression du prix d'Argenteuil, qu'un grand nombre d'académiciens voulaient me décerner. Je ne rappellerai pas davantage les raisons qui ont porté M. Robert à ne tenir aucun compte de mes travaux sur les rétrécissements de l'urètre, pour faire donner plus aisément le prix d'Argenteuil de la deuxième période à M. Reybard, de Lyon : d'abord, parce que M. Robert a été trompé par des assertions complétement fausses que renfermait le mémoire de ce chirurgien, assertions que j'aurais dû démentir au lieu de les dédaigner ; en second lieu, parce que aujourd'hui, apprécié à sa juste valeur, le procédé Reybard est complétement banni de la pratique chirurgicale, nos confrères n'osant plus l'employer, par suite des accidents et des malheurs qu'il produit si souvent; enfin, parce qu'un membre de l'Académie avait prévu, dès 1845, que le concours se terminerait de la sorte. Voici en quels termes cette opinion fut alors exprimée :

« S'il est des prix difficiles à décerner, ou qui courent
« risque d'être décernés sans impartialité, le prix d'Argen-
« teuil doit être au rang de ceux-là.... Oserait-on, par
« exemple, nommer juge celui des spécialistes qui traita
« infructueusement le marquis d'Argenteuil? Il y aurait
« imprudence, car voyez à combien de préventions serait
« exposé son jugement. — Accorder un prix de 10,000 fr.
« à un confrère qui a réussi là où nous avions échoué, ce
« n'est pas seulement encourager un émule, c'est doter un
« rival et pour ainsi dire se créer un maître. En pareil cas,
« il est peu d'hommes assez équitables pour résister long-
« temps à quelque tentation d'injustice. »

Quant à la valeur réelle de mes titres au prix fondé par le baron Barbier, qui a voulu, lui, que son prix fût décerné « à celui qui découvrira des moyens complets de guérison « pour des maladies reconnues le plus souvent incurables, » j'ose croire que l'Académie est suffisamment éclairée par sa Commission de 1839, qui s'est livrée à un examen si long, si approfondi; et quoique la dernière Commission d'Argenteuil n'ait pu, à mon grand regret, examiner mes travaux, il sera facile de juger ma méthode et mes procédés en parfaite connaissance de cause, puisqu'ils sont adoptés complétement par plusieurs académiciens, mes juges, et par quelques-uns de mes anciens compétiteurs au prix d'Argenteuil.

En terminant cet exposé, qu'il me soit permis d'appeler l'attention sur les points les plus essentiels, les plus concluants du rapport de la Commission de 1839, insérés dans le tome XV du *Bulletin de l'Académie de médecine.*

« 1° En 1827, M. Guillon crut pouvoir aller plus loin que ceux qui l'avaient précédé; il attaqua plus franchement et plus directement le mal en pratiquant dans les rétrécissements des incisions plus ou moins profondes et plus ou moins nombreuses, selon l'épaisseur et l'étendue des coarctations (page 600).

« 2° Il est évident pour nous que c'est M. Guillon qui a attaqué le premier, de dedans en dehors et d'arrière en avant, avec une grande précision, les rétrécissements situés profondément dans l'urètre (p. 600).

« 3° Il suffit ordinairement d'un petit nombre de séances, à quelques jours d'intervalle, pour obtenir la guérison. L'instrument parfaitement conçu, et du reste employé avec habileté, agit avec une facilité et une précision vraiment remarquables (page 605).

« 4° Loin d'occasionner, comme on pourrait le supposer, de vives douleurs aux malades, la plupart ont de la peine à se persuader qu'ils soient déjà opérés (p. 605).

« 5° Par cette méthode, on obtient avec promptitude l'élargissement du canal de l'urètre affecté des rétrécissements les plus durs et par conséquent les plus rebelles ; CE RÉSULTAT EST INSTANTANÉ *et laisse bien loin derrière lui tout ce qu'on a obtenu des autres modes de traitement employés jusqu'à ce jour* (page 606).

« 6° Les guérisons qu'il a obtenues ont été durables et tout à fait radicales (p. 608).

« 7° Le traitement a été fait sous les yeux de la Commission pendant les dix années qui viennent de s'écouler ; *et sur le résultat,* ELLE SE DÉCLARE COMPLÉTEMENT ÉDIFIÉE (p. 608).

« 8° Il n'est pas arrivé à la connaissance de la Commission que M. Guillon ait perdu un seul malade des suites de ces incisions intraurétrales, ce qu'elle est loin de pouvoir dire de plusieurs autres méthodes.... (page 627).

« 9° M. Guillon, auteur d'une méthode nouvelle, au moyen de laquelle on guérit aujourd'hui complétement et radicalement une maladie aussi grave qu'elle est fréquente, *et qui avant lui* ÉTAIT TOUT A FAIT INCURABLE, doit être encouragé à persévérer dans ses travaux (p. 628). »

NOTA. Cette méthode est composée de trois procédés opératoires bien distincts : — la dilatation préalable et rapide, à l'aide de bougies en baleine à renflements successifs et de bougies élastiques à bout olivaire ; — l'incision multiple des parties qui constituent la coarctation ; — la compression excentrique temporaire pour achever la guérison.

TROISIÈME DOCUMENT.

Rapport sur la stricturotomie intra-urétrale.

MÉTHODE DU DOCTEUR GUILLON

POUR LA GUÉRISON COMPLÈTE ET RADICALE

DES RÉTRÉCISSEMENTS FIBREUX DE L'URÈTRE

CONSIDÉRÉS COMME INCURABLES.

RAPPORT FAIT PAR M. LAGNEAU,

AU NOM D'UNE COMMISSION,

A L'ACADÉMIE DE MÉDECINE, QUI L'A ADOPTÉ A L'UNANIMITÉ.

(Extrait du Bulletin académique.)

Messieurs, en 1839, vous avez chargé une commission, composée de MM. Roux, Cullerier, Sanson, Velpeau et moi, de vous rendre compte de la nature et des effets d'un procédé opératoire employé par M. Guillon, pour le traitement des rétrécissements de l'urètre les plus graves et les plus rebelles, ceux qui sont durs, calleux, et de nature fibreuse, affections considérées jusqu'à ce jour comme incurables par les praticiens les plus éminents.

Les recherches qui ont conduit ce médecin à l'adoption de cette méthode remontent à 1827. Après s'être sérieusement occupé de trouver les meilleurs moyens de constater l'état du canal de l'urètre affecté de strictures, ce à quoi il est parvenu avec un grand succès par l'usage de bougies en baleine d'une ténuité extrême et d'explorateurs qu'il prépare lui-même; et après avoir aussi reconnu, pour un grand nombre de cas de rétrécissements, notamment pour ceux que nous venons de signaler, l'insuffisance des modes de traitement généralement employés jusqu'à lui, tels que la dilatation plus ou moins rapide, et celui qui consiste à attaquer les coarctations par les caustiques de différentes espèces, il a proposé de leur substituer une médication plus rationnelle et plus sûre, en portant directement l'instrument tranchant sur les points indurés du canal.

L'idée n'était pas absolument nouvelle ; mais il y a grande distance d'une conception purement spéculative à son heureuse application à la pratique chirurgicale.

En effet, messieurs, les rétrécissements de l'urètre paraissent avoir fixé l'attention des médecins des époques les plus reculées. C'est au moins ce qu'on peut inférer de la découverte faite à Herculanum et à Pompéia, de sondes d'airain et de quelques autres instruments qui ne pouvaient avoir été inventés que pour soulager, sinon guérir, les malades tourmentés par ces sortes d'affections. Jusque-là rien n'annonce encore qu'on ait pratiqué la section des portions resserrées du conduit excréteur des urines ; et si l'on peut raisonnablement supposer que l'idée a pu en naître dans quelques esprits supérieurs, on concevra aisément, vu l'imperfection des connaissances en mécanique, que les difficultés qui se présentaient pour sa réalisation aient privé jusqu'à ce jour la chirurgie d'un progrès aussi désirable.

Il ne faut pas remonter plus haut qu'à l'époque d'Ambroise Paré pour trouver les premières et bien imparfaites descriptions des rétrécissements du canal de l'urètre ; et ce n'est à proprement parler que du XVIIIe siècle, époque à laquelle ces affections, comme la plupart de celles, dont différents autres points des voies urinaires sont le siége, ont commencé à être l'objet de recherches toutes spéciales, que date la connaissance de cette classe de maladies, basée dès lors sur l'observation clinique et sur l'anatomie pathologique. Jean-Louis Petit d'abord, puis Chopart et Desault, ont fait faire des progrès notables à cette branche de la chirurgie française ; ils ont été suivis de près par Boyer et les savants élèves qu'il a formés.

Depuis ces illustres praticiens, qui ont mené de front l'étiologie et le traitement des rétrécissements de l'urètre, en se prévalant surtout de la méthode par dilatation au moyen de bougies et de sondes de forme et de nature diverses, deux chirurgiens célèbres, Home et Hunter, proposèrent la cau-

térisation antéro-postérieure, en quoi ils furent imités par
M. Petit. Un peu plus tard, Ducamp apporta à cette méthode
un changement avantageux, en préconisant la cautérisation
latérale, qui a été, depuis, l'objet de perfectionnements notables, dus aux travaux de MM. Lallemand, Pasquier et de
quelques autres médecins fort distingués.

Ainsi, messieurs, la dilatation et la cautérisation, telles
étaient, il y a à peu près vingt ans, les deux seules méthodes
en usage pour le traitement des coarctations urétrales. L'ex
périence a surabondamment démontré le parti qu'on pouvait tirer de l'une et de l'autre pour remédier aux grands
accidents qu'occasionnent si fréquemment les rétrécissements
de l'urètre, quand ils sont arrivés à un certain degré, tels que
les rétentions complètes d'urines, les dépôts urineux, les
fistules urinaires et les affections graves de la vessie qui en
sont si habituellement les suites. Mais aussi, il faut le reconnaître, cette même expérience avait également appris, et
cela depuis bien longtemps, que la cure radicale de ces
désordres n'était qu'assez rarement définitive, et que les
malades étaient le plus souvent exposés à des rechutes tout
aussi fâcheuses après un laps de temps plus ou moins long.

Cette triste vérité, qui mettait en évidence l'imperfection
et l'insuffisance de nos procédés opératoires dans le traitement d'affections si graves et si généralement répandues,
avait sérieusement préoccupé quelques praticiens désireux
de trouver une méthode plus efficace et qui mît désormais
cette partie de l'art à la hauteur des autres moyens chirurgicaux, dont les effets sont, en général, si certains, si précis,
et ordinairement si durables. Il s'agissait de parvenir à trouver
le moyen de porter les instruments tranchants jusque sur les
points rétrécis du canal de l'urètre. Ambr. Paré, dont le
génie a élucidé tant de points obscurs de notre science chirurgicale, pensait déjà avoir atteint le but en employant
d'abord une sonde dont l'extrémité vésicale, façonnée en
forme de râpe arrondie, avait pour objet d'irriter par un
mouvement de va-et-vient, de comminuer et d'enflammer
légèrement les points indurés du canal, qu'il appelait des
carnosités, afin d'opérer un dégorgement local, et par suite
d'y provoquer une suppuration qui permît d'en obtenir plus
facilement l'affaissement par le moyen de bougies en plomb

enduites d'onguent napolitain. Il donne encore, dans ses œuvres, la figure d'une canule, dans l'intérieur de laquelle passe un stylet portant à son extrémité une espèce de chapeau ou demi-sphère en acier, dont le bord, tranchant dans toute sa circonférence, était destiné à couper les brides et les carnosités, en le retirant et le faisant agir circulairement par un mouvement de rotation du stylet, sur le bout arrondi de la canule.

Malgré les bons effets que ce grand chirurgien annonçait avoir obtenus de ces deux opérations, elles furent bientôt abandonnées; car elles étaient encore trop imparfaites pour remplir le but qu'on devait se proposer dans des affections d'une curation aussi difficile; et, bien qu'elles aient pu avoir quelques bons résultats, exécutees par un aussi habile praticien, ce n'a dû être que dans des circonstances rares et tout à fait exceptionnelles.

Depuis lors, aucune tentative de ce genre n'avait été faite, lorsqu'il y a assez peu de temps plusieurs médecins étrangers, frappés de l'impuissance des ressources que leur offrait la science contre certains rétrécissements fibreux, et des dangers qu'ils faisaient courir aux malades qui en étaient atteints, proposèrent de traverser d'avant en arrière les obstacles de l'urètre, en se servant d'une sorte de lancette à longue tige, portée jusqu'à la partie antérieure de la coarctation, dans une canule d'argent, et qu'ils poussaient ensuite dans la direction présumée du conduit excréteur. Ces auteurs sont Physick, Dorner, Siebold et Arnoth. Leurs instruments, qui présentent peu de différences entre eux, sont on ne peut plus défectueux. Ils manquent surtout d'un moyen de diriger avec précision leur lame à double tranchant, de manière à éviter les fausses routes. Les praticiens prudents furent en outre effrayés, et avec raison, des lésions qui pouvaient résulter de leur emploi sur les parties saines environnantes. Ce mode de traitement fut en conséquence mal accueilli et généralement négligé.

M. le docteur Reybard, de Lyon, lui seul, a publié, en 1833, des observations témoignant de quelques succès qu'il aurait obtenus par ce procédé, modifié, du reste, dans le sens que nous venons d'indiquer. Il a adapté à l'extrémité vésicale de la canule aplatie servant à porter dans l'urètre la lancette à

longue tige des auteurs ci-dessus, une bougie en caoutchouc,
très déliée et d'un à deux centimètres de longueur, laquelle
doit, avant qu'on fasse agir l'instrument, s'introduire dans le
rétrécissement, pour donner une direction plus rassurante
à son double tranchant. Cette opération, qui, comme les
précédentes, offre toujours le grave inconvénient d'inciser
d'avant en arrière, a de plus celui de présenter, dans l'exé-
cution, de grandes difficultés pour parvenir a introduire,
préalablement à la section, la bougie en forme de tentacule
dans le point rétréci du canal. En effet, cette bougie n'a pas
une solidité assez grande pour ne pas se courber souvent et
se contourner en vrille, par l'effet de la résistance qu'elle
rencontre dans l'obstacle à franchir.

Mais ce qu'on peut avec plus de raison encore reprocher
à cette méthode, c'est la trop grande largeur des lames qui
y sont employées : il résulte souvent de leur action des incisions trop profondes, qui intéressent parfois bien au delà
de l'épaisseur des tissus indurés.

En résumé, ce que vos commissaires ont vu des résultats
obtenus par ce procédé ne leur paraît pas de nature à encourager à en faire usage.

Quoi qu'il en soit, et nonobstant toutes ces tentatives, selon
nous peu satisfaisantes, l'incision des rétrécissements fibreux,
en agissant d'avant en arrière, était tombée dans le plus
profond oubli. Nous devons cependant déclarer ici que notre
collègue, M. Amussat, avait déjà, dès 1824, huit ans avant
M. Reybard, appelé de nouveau l'attention des médecins sur
les avantages qu'on pouvait retirer de certains instruments
tranchants, en les portant jusqu'au centre des coarctations
de l'urètre. Il adopta d'abord l'olive à crêtes tranchantes de
Dzondi, à laquelle il donna la forme d'un cône armé de huit
lames d'un quart de ligne de saillie, et qui était poussée
d'avant en arrière, après l'avoir enduite d'une couche de
suif. Mais comme elle avait l'inconvénient de léser les parties
saines du canal encore plus que les indurations, notre confrère inventa et fit connaître, en 1832, un autre instrument
dont la pièce principale était une tige armée à son extrémité
d'une lame tranchante parallèle à son axe et présentant d'un

quart de ligne à une demi-ligne de saillie. Elle était introduite jusqu'au rétrécissement à travers une canule droite,
graduée; puis elle était poussée sur le point resserré et y
pratiquait des incisions superficielles, sortes d'égratignures
qui le dilataient en le faisant saigner.

Ce procédé offrait déjà un perfectionnement incontestable,
si on le compare à celui de Paré ; car il permettait d'attaquer
un peu plus efficacement le point resserré du canal que ne
le faisait la râpe en forme de roseau de ce dernier. Mais
l'heureuse innovation qui en fait tout le mérite n'a pas été
développée, et elle n'a pu avoir le succès qu'on devait raisonnablement en attendre, son auteur n'ayant eu en vue
que d'obtenir un léger dégorgement local et, par suite, une
suppuration qui, secondée par l'introduction subséquente et
plus ou moins prolongée de sondes ou de bougies flexibles,
pût faire fondre et affaisser la coarctation.

Tel était, messieurs, le point le plus avancé où l'art fût
parvenu quant aux procédés chirurgicaux à opposer aux
rétrécissements de l'urètre, à l'aide d'instruments tranchants
de formes diverses, proposés antérieurement et postérieu-
rement aux travaux de M. Guillon sur ce sujet, lorsque, sur
sa demande, fut nommée votre commission, en 1839. C'est
en 1827, avons-nous dit en commençant, que ce médecin crut
pouvoir aller plus loin encore que ceux qui l'avaient précédé.
Il attaqua plus franchement et plus directement le mal en
pratiquant des incisions plus ou moins profondes, plus ou
moins nombreuses, selon l'épaisseur et l'étendue des coarctations. Ses premières tentatives furent si satisfaisantes qu'elles
l'encouragèrent à persévérer dans la voie qu'il s'était tracée,
et peu après il en présentait déjà les heureux résultats à la
Société de médecine pratique, ainsi que le mentionnent
les numéros de mai et de septembre 1831 de la *Gazette des
hôpitaux* (1) et le compte rendu des travaux de la Société de
médecine pratique pendant les années 1831 et 1832, publié
en 1834 par le docteur Serrurier. Ces résultats étaient tous
appuyés sur des faits à la constatation desquels avaient été

(1) Voici ce qu'on lit dans la *Gazette des hôpitaux* du 21 mai 1831
(Procès-verbal de la Société de médecine-pratique, séance du 7 avril,
présidence de M. le baron Dubois) : « M. Guillon fait voir l'urétrotome
dont il avait entretenu la société dans une séance précédente. — Cet

appelés les praticiens les plus honorables et les plus dignes de confiance.

D'après ces dates, et surtout d'après celle de 1831, *il est évident pour nous que c'est* M. GUILLON *qui a attaqué le premier, de dedans en dehors et d'arrière en avant, avec une grande précision, les rétrécissements situés profondément dans l'urètre.*

Cette nouvelle méthode de traitement fut diversement accueillie ; les esprits les plus éminents, les hommes les plus compétents en chirurgie pratique, peu rassurés sur ses avantages par les tentatives, il est vrai imparfaites, exécutées déjà dans cette voie d'un perfectionnement si désirable, se montrèrent d'un scepticisme bien propre à décourager un praticien moins convaincu que ne l'était M. Guillon de l'efficacité de l'opération qu'il proposait. Les plus prudents, n'ayant pas encore l'expérience de l'effet des instruments tranchants sur les profondeurs de l'urètre, se contentèrent de signaler la proposition comme une témérité dont ils ne voulaient pas encourager l'application pratique par leur approbation. Quelques autres, moins bienveillants encore, allèrent jusqu'à manifester des doutes sur l'exactitude des observations cliniques qui lui servaient de base.

Parmi les premiers, plusieurs des plus justement célèbres se sont déterminés à voir pratiquer l'opération proposée, à en observer les résultats ; et depuis, ils sont loyalement revenus de leur prévention. Ils la pratiquent eux-mêmes et en signalent l'efficacité aux nombreux élèves qui fréquentent leurs cliniques. *Elle est aujourd'hui adoptée, dans les hôpitaux comme dans la pratique, par les chirurgiens les plus distingués ;* par les uns dans toute sa simplicité native, si je puis m'exprimer ainsi ; par quelques autres, après avoir fait subir aux instruments proposés des modifications peu importantes, et qui, surtout, ne touchent en rien à l'idée fondamentale dont le but était l'incision excentrique et d'arrière en avant (**).

Livré exclusivement à la pratique et ne croyant pas devoir

instrument, fort ingénieux, consiste en une sonde de laquelle sortent plusieurs lames tranchantes, au moyen desquelles on fait *des incisions plus ou moins profondes*, dans l'urètre, suivant l'indication. Il y en a de droits, de courbes et de flexibles. Les lames sont placées sur un côté seulement, ou sur toute la circonférence de l'instrument. »   GUILLON.

prématurément donner à ses travaux une publicité qui dépassât les limites de simples communications aux sociétés de médecine et de rares insertions dans les recueils périodiques consacrés à la science, et seulement dans la vue bien légitime d'appeler l'attention de ses confrères sur ses procédés, afin de profiter de leurs observations, M. Guillon se contenta, pendant longtemps encore, de les appliquer sur le plus grand nombre possible de malades affectés de rétrécissements fibreux de l'urètre. Ce n'a été que lorsqu'il a eu réuni une grande masse de faits les plus concluants qu'il s'est présenté à l'Académie royale de médecine, pour la prier de vouloir bien nommer dans son sein une commission qui, ayant pour objet de voir les malades qu'il aurait à traiter, avant, pendant et après l'opération, pourrait vous rendre compte de ce qu'elle aurait observé, et par là vous mettre à même de juger de l'importance de ses travaux.

Vous avez obtempéré, messieurs, à cette demande d'un praticien connu par son zèle et par son amour pour la science, et la commission a été nommée en janvier 1839. C'est ici le moment de vous expliquer les motifs qui ont empêché jusqu'à ce jour que son rapport vous fût présenté. Le premier, qui vous paraîtra sans doute d'un grand poids, c'est que pour se rendre compte de l'efficacité des moyens employés contre les rétrécissements urétraux en général, ainsi que de la solidité des guérisons qu'on a obtenues, il faut, comme chacun le sait, un temps très long; car ces affections se reproduisent presque toujours plus ou moins promptement, quelquefois plusieurs années après la médication la plus heureuse en apparence. C'est au moins ce que l'expérience prouve chaque jour pour les moyens employés jusqu'à présent. Le deuxième motif, que rien ne pouvait nous faire prévoir, a été la mort de notre regrettable collègue Cullerier, qui avait été nommé rapporteur lors de la formation de la commission.

Telles sont, messieurs, les circonstances qui ont empêché jusqu'à ce jour vos commissaires de s'acquitter de la mission que vous leur aviez donnée. Mais ils osent espérer que vous regarderez avec eux, comme une compensation à ce long retard, l'avantage d'avoir pu apprécier avec plus de loisir la méthode de traitement proposée par M. Guillon, et de s'être assurés aussi, d'une manière plus positive et plus concluante, de la guérison des malades qu'il a opérés sous leurs yeux.

Le traitement adopté par ce médecin ne consiste pas seulement dans les incisions ou *mouchetures profondes* pratiquées sur les points rétrécis du canal de l'urètre, quoique ce soit, en réalité, l'innovation capitale qu'il présente. Il comprend encore un perfectionnement très heureux, selon nous, dans la marche à suivre *pour opérer rapidement la dilatation préliminaire de ce conduit*, lorsque, ce qui est le plus ordinaire, il se trouve resserré au point de ne pouvoir admettre l'urétrotome au moyen duquel ces débridements doivent être exécutés. Nous mentionnerons également quelques modifications dans la forme et dans la manière de se servir des instruments explorateurs qui lui servent à reconnaître *avec une extrême précision* le siége, le nombre, l'étendue et la forme des coarctations.

Il opère la dilatation des rétrécissements les plus graves, ceux qui occasionnent l'ischurie et dans lesquels l'occlusion de l'urètre est telle qu'aucune bougie ordinaire, même la plus fine, ne peut être introduite, en se servant de bougies en baleine, qu'il prépare lui-même, dont la pointe est très déliée et presque filiforme. C'est avec cet instrument qu'il franchit les obstacles les plus grands. Quelquefois il emploie une autre bougie de même espèce, tout aussi fine, mais dont l'extrémité vésicale se termine par un léger bouton analogue à celui du plus petit stylet de nos trousses de poche. Enfin, une troisième espèce de bougie présente, à huit centigrammes de la pointe, un renflement fusiforme, à la suite duquel on en voit parfois un ou deux autres moins éloignés, dont le volume est de plus en plus considérable, à mesure qu'ils se rapprochent de la grosse extrémité de l'instrument, qui sert à obtenir une dilatation plus rapide en poussant successivement, lorsque l'obstacle est dépassé par l'extrémité de la baleine, d'abord le premier renflement, puis le deuxième, et ainsi de suite. Cette dernière bougie offre quelquefois l'avantage d'avancer beaucoup et rapidement la dilatation dans une seule séance, et de dispenser d'introduire l'une après l'autre plusieurs bougies de plus en plus volumineuses.

Les premières difficultés ainsi vaincues, ce qui a lieu souvent en une ou deux séances, des bougies en gomme élastique, et dont l'extrémité est arrondie en forme d'olive, sont successivement placées, jusqu'à ce que la dilatation soit suffisante pour permettre d'employer l'urétrotome.

Ce résultat obtenu, d'une manière en général fort prompte, M. Guillon explore le canal. Il se sert, pour ce second temps du traitement, d'un autre instrument en baleine, gradué sur toute sa longueur et se terminant par un renflement en forme de virgule dont la partie la plus large représente une espèce de crochet mousse. Cette espèce de boule irrégulière est d'abord poussée jusqu'au-devant du rétrécissement dont le degré de profondeur dans l'urètre est estimé par le moyen de la graduation de la bougie; puis, on lui fait dépasser l'obstacle pour le ramener à soi, afin d'en reconnaître le bord postérieur. D'après les renseignements qu'en tire l'opérateur, *il fait un dessin offrant exactement la forme et l'étendue de la coarctation,* lequel dessin lui fournit le moyen de s'assurer, d'une opération à l'autre, quand il est nécessaire d'en pratiquer plusieurs, des changements qui se sont faits dans le point resserré du canal. Enfin, dans d'autres circonstances, M. Guillon porte dans ce conduit sur la coarctation une sonde élastique très flexible *et très extensible* enduite avec une couche épaisse de cire à mouler, qui y adhère par le moyen d'un fil de soie contourné en spirale. Cet instrument est introduit sous un petit volume, à l'aide d'un mandrin d'un faible calibre, bientôt remplacé par un autre beaucoup plus fort qui développe la sonde de manière à obtenir, sur la couche de cire molle qui la revêt, une empreinte exacte de la portion malade de l'urètre.

Presque immédiatement après ces préliminaires indispensables, et tout au plus après deux ou trois jours consacrés à mettre en usage les moyens de calmer une légère irritation locale, on procède à l'opération principale, la section des parties indurées du canal.

Les incisions sont pratiquées d'arrière en avant, avec un urétrotome particulier à l'auteur, instrument qui se compose d'une canule droite, en argent, présentant une fissure longitudinale sur presque toute sa longueur et graduée par millimètres, arrondie et fermée en cul-de-sac. Son extrémité offre, sur l'un de ses côtés, deux fentes parallèles qui donnent passage à autant de lames tranchantes en forme de rondaches, d'à peu près cinq lignes de longueur sur une à trois de largeur, mais *dont la saillie est réglée avec précision par un plan incliné, et dont le relief, d'ailleurs, est déterminé par l'opérateur suivant l'exigence.* Cet instrument est facile à manœuvrer. Maintenu et fixé dans le canal par l'index et le médius de la main droite placés entre deux rondelles situées près de son pavillon, on en fait saillir les lames en poussant le mandrin qui les supporte avec le pouce de la même main, dès qu'on a dépassé la coarctation, qui est ensuite incisée d'arrière en avant, en retirant à soi l'instrument, en même temps que la main gauche du chirurgien maintient la verge en direction et à un degré d'extension convenable.

Cette opération, que vos commissaires ont vu pratiquer un grand nombre de fois, est réitérée à plusieurs reprises dans une même séance, si le cas l'exige, sans qu'on soit obligé de sortir l'urétrotome du canal et en lui imprimant seulement un mouvement de rotation, après avoir fait rentrer les lames qu'on fait saillir ensuite pour inciser un autre point du rétrécissement. *Il suffit ordinairement d'un petit nombre de séances, à quelques jours d'intervalle, pour obtenir la guérison. L'instrument parfaitement conçu, et du reste employé avec habileté, agit avec une facilité et une précision vraiment remarquables.*

Il ne sera pas inutile de rappeler encore que ces incisions sont toujours exécutées avec une grande promptitude, et que, loin d'occasionner, comme on pourrait le supposer, de vives douleurs aux malades qui les subissent, la plupart ont de la peine à se persuader qu'ils soient déjà opérés, croyant, pour la première fois, que l'opération n'a été qu'une nouvelle manœuvre ayant encore pour objet l'exploration du canal, ou de lui donner un degré d'ampleur qui lui aurait manqué pour permettre l'introduction facile de l'urétrotome.

L'opération ainsi terminée, le résultat en est immédiatement et très facilement apprécié, en introduisant une bougie de trois lignes et demie de diamètre, qu'on ne sent dès lors plus serrée dans le canal où elle passe avec une extrême facilité, circonstance d'autant plus digne de remarque, qu'avant l'action de l'instrument tranchant, les bougies d'une ligne étaient le plus ordinairement pressées par la coarctation, au point qu'on avait des efforts à faire pour les retirer.

C'est ici, messieurs, le moment d'appeler toute votre attention sur *la promptitude avec laquelle on obtient par cette méthode, et dès la première séance, l'élargissement du canal de l'urètre, affecté de rétrécissements les plus durs, et, par conséquent, les plus rebelles. C'est un fait important et nouveau sur lequel vos commissaires ne sauraient trop insister; car ce résultat est instantané et laisse bien derrière lui tout ce qu'on a obtenu des autres modes de traitement employés jusqu'à ce jour.*

Qui ne sait, en effet, les tâtonnements, les lenteurs qu'entraîne la dilatation par les sondes et les bougies, et l'impossibilité où l'on se trouve si souvent d'en continuer l'usage, soit par l'excès de sensibilité qu'elles développent dans l'urètre, soit par les inflammations qui se propagent jusqu'aux testicules; les irritations plus ou moins directement causées à la vessie et jusqu'aux reins, ou bien encore pour la réaction nerveuse qui en résulte dans toute l'économie, et qui revêt si fréquemment la forme des fièvres intermittentes, auxquelles la cessation de leur introduction peut seule mettre fin? Qui ne connaît d'autre part, pour le plus grand nombre des cas, les inconvénients, les dangers et surtout l'insuffisance des caustiques dont tant de malades ont subi les applications par centaines de fois sans en avoir pu obtenir guérison, la plupart ayant, bien au contraire, vu leur état s'aggraver de la manière la plus déplorable?

La méthode dont nous vous entretenons aujourd'hui, messieurs, ne présente aucun de ces inconvénients. *Elle est aussi sûre qu'elle est prompte dans les résultats.*

Mais ce résultat si subit, si instantané des incisions urétrales, il faut qu'il soit durable et à l'abri des récidives qu'on observe presque toujours plus ou moins promptement après l'emploi des autres méthodes. M. le docteur Guillon trouve, à cet égard, la garantie que tout médecin prudent et consciencieux doit désirer :

1° Dans la nature même de la dilatation qu'il opère, c'est-à-dire dans les incisions profondes et toujours proportionnées à l'épaississement qu'ont contracté la muqueuse et les tissus ambiants vers les points rétrécis du canal ;

2° Dans les précautions qu'il observe, après l'opération, pour amener les solutions de continuité qu'il a pratiquées à leur parfaite cicatrisation.

Ce dernier temps du procédé de l'auteur consiste dans l'introduction de bougies ou sondes pleines, en gomme élastique ou en étain, du plus fort numéro, c'est-à-dire de près d'un centimètre de diamètre. D'un usage indispensable, quelle que soit d'ailleurs la méthode opératoire adoptée, cautérisation ou incision, ce moyen de dilatation est le complément nécessaire de tous les traitements proposés jusqu'à ce jour contre les affections qui nous occupent. Mais M. Guillon *en a modifié l'emploi* de la manière suivante : au lieu de laisser les sondes à demeure dans le canal, ainsi que le font presque tous les autres praticiens, il se contente de les placer une fois chaque jour, pendant un demi-quart d'heure au moins ou vingt minutes au plus. En effet, l'expérience lui a depuis longtemps appris que la présence du corps dilatant, bien qu'elle soit de peu de durée, suffit toujours, pourvu qu'elle soit renouvelée quotidiennement, pour empêcher la réunion des plaies de l'urètre par première intention, et pour obtenir leur cicatrisation avec écartement et affaissement de leurs bords, en conservant par conséquent au canal le degré d'élargissement produit par l'instrument tranchant, seul moyen d'arriver à une guérison complète et durable.

Par cette manière de procéder, on a encore l'immense avantage de ne pas exposer les malades aux dangers qu'entraîne presque inévitablement le trop long séjour des corps étrangers dans l'urètre.

Telle est, messieurs, la méthode de traitement que M. Guillon emploie, *avec un succès soutenu, depuis plus de vingt ans,* contre les rétrécissements fibreux du canal de l'urètre, rétrécissements de la plus fâcheuse espèce et qui ont été presque généralement regardés comme incurables par les praticiens les plus éminents.

Votre commission vous doit actuellement des renseignements, et autant que possible des preuves irréfragables que les guérisons qu'il a obtenues ont été *durables* et *tout à fait radicales.*

Elle croit toutefois superflu de vous faire l'historique détaillé de tous les cas d'affections de ce genre dont *le traitement a été fait sous ses yeux, pendant les dix années qui viennent de s'écouler, et sur le résultat desquels elle se déclare* COMPLÈTEMENT ÉDIFIÉE. Elle se bornera donc à vous présenter l'analyse succincte de quelques observations pouvant *servir de type*, se réservant toutefois de vous lire *in extenso* une des plus intéressantes, rédigée par le malade lui-même, homme fort éclairé, doyen et professeur de la Faculté de l'une des grandes capitales de l'Europe, *lequel a été guéri par la méthode de M. Guillon, après avoir employé, sans succès, divers autres modes de traitement.*

Nous terminerons l'exposé des preuves de l'efficacité de cette méthode par la lecture du compte rendu rédigé par plusieurs de nos collègues de l'Académie, après avoir assisté aux opérations pratiquées au nommé Liot, dont l'état avait été constaté quelque temps auparavant par M. Velpeau et par plusieurs signataires de cette pièce, immédiatement avant la première opération.

En résumé, parmi les malades que nous avons observés, *quelques uns étaient affectés de rétrécissements considérés comme infranchissables; d'autres étaient obligés, chaque fois qu'ils voulaient uriner, d'élargir préalablement le canal au moyen de corps dilatants, ou bien de s'astreindre à porter nuit et jour des bougies ou des sondes dans l'urètre. Chez certains sujets, les coarctations avaient produit une incontinence d'urine habituelle; chez plusieurs, l'urètre s'était rompu en arrière de l'obstacle qui s'opposait à l'émission de l'urine, d'où étaient résultées des fistules urinaires nombreuses, compliquées d'abcès à la prostate; un, entre autres, par suite d'infiltration urinaire, brusque et abondante, avait eu tout le scrotum et la plus grande partie des téguments de la verge frappés de gangrène. Enfin, nous avons vu plusieurs malades chez lesquels les rétrécissements entretenaient un état d'impuissance qui a cessé aussitôt que leur guérison a été obtenue.*

PREMIÈRE OBSERVATION.

M. le capitaine Rœps, au service de Hollande, âgé de trente-quatre ans, était affecté d'une incontinence d'urine depuis une dizaine d'années, lorsqu'il vint réclamer les soins du docteur Guillon auquel M. le professeur Alquié, membre du Conseil de santé des armées, l'avait adressé, le 26 avril 1835.

Cette déplorable situation, qui obligeait le malade à se

garnir continuellement pour éviter que ses vêtements ne s'imprégnassent d'urine , était la conséquence de trois rétrécissements urétraux, très durs, qui avaient commencé à se développer en 1821 , à la suite d'injections employées intempestivement et en très grand nombre. *Dix-neuf médecins ou chirurgiens* avaient successivement essayé de faire pénétrer des bougies et des sondes jusque dans la vessie ; aucun d'eux n'avait pu y parvenir. De nombreuses cautérisations avaient été pratiquées sans résultats satisfaisants. Lorsque M. Guillon vit ce malade pour la première fois, il n'urinait plus que goutte à goutte. Il essaya de franchir les rétrécissements avec une bougie en baleine, à renflements successifs, et dont l'extrémité n'avait presque que le volume d'un cheveu. Après d'assez longues tentatives, il la fit pénétrer jusque dans la vessie. Le lendemain il en introduisit une plus volumineuse, et continua les jours suivants, en augmentant progressivement le numéro des bougies.

Les coarctations ne se dilatant que très lentement, parce qu'elles étaient fort dures, et M. Mayor, qui était alors à Paris , ayant annoncé à M. Guillon qu'il élargissait à l'instant les rétrécissements urétraux, quelque durs qu'ils fussent , par les moyens de ses cathéters, M. Rœps consentit à se soumettre au cathétérisme de cet habile chirurgien. Après une demi-heure de tentatives faites avec les cathéters n° 1 et n° 2, notre confrère de Lauzanne fut obligé d'avouer qu'il ne pouvait tenir sa promesse et de reconnaître qu'il avait fait une fausse route de huit lignes de profondeur : accidents inflammatoires nécessitant des sangsues, des bains , des cataplasmes, etc. Le traitement ne put être repris avant huit ou dix jours.

Le canal suffisamment dilaté pour en permettre l'exploration d'une manière complète, M. Guillon reconnut l'existence de trois rétrécissements fibreux ; le premier de 4 pouces à 5 pouces 1/4 de profondeur ; le deuxième de 5 pouces 1/2 à 5 pouces 3/4 , et le troisième s'étendant de 6 pouces à 6 pouces 1/2. Ce dernier était celui qui avait jusque-là résisté à toutes les tentatives d'introduction de bougies dans la vessie. Les trois coarctations n'en formaient alors qu'une de 2 pouces 1/2 de long.

Par les incisions intra-urétrales pratiquées sur cette partie de l'urètre, suivies de la compression excentrique par des bougies élastiques et des sondes métalliques, la guérison fut obtenue en six semaines. Le malade a été conduit, le 8 juillet 1835, chez votre rapporteur, qui a constaté, par l'introduction d'une bougie de quatre lignes de diamètre, sa parfaite guérison. Cet officier est retourné depuis à Java, où il s'est marié, jouissant d'une excellente santé.

DEUXIÈME OBSERVATION.

M. Faré, ancien officier de la garde impériale, affecté de deux rétrécissements fibreux très anciens, avait été cautérisé un grand nombre de fois sans aucun bon résultat. Ces rétrécissements étaient situés vers le milieu de la portion spongieuse de l'urètre. Le premier avait 6 lignes de longueur; le deuxième en avait 9. Le canal était tellement rétréci dans ces deux points, que le malade ne pouvait uriner qu'après avoir préparé la voie par l'introduction d'une bougie conique.

Opéré par M. Guillon, en août 1835, le canal fut entretenu dans le degré de dilatation obtenu des incisions par l'introduction quotidienne des bougies volumineuses jusqu'à leur cicatrisation. A la fin du deuxième mois, M. Faré était tout à fait guéri. Cinq ans après, le 19 mai 1840, MM. Roux, Cullerier et Lagneau ont constaté que la guérison de M. Faré était complète et définitive, quoiqu'il n'eût pas introduit des bougies depuis la fin de 1835.

Le sujet de cette observation étant mort aux Néothermes d'une fièvre cérébrale, le 3 avril 1841, M. le docteur Alquié, son médecin ordinaire, qui procéda à l'autopsie, permit à M. Guillon de prendre l'urètre qui a été montré le 4 mai à MM. Cullerier, Velpeau, Roux et Lagneau. Cette pièce, qu'il conserve avec soin, ne présente aucune trace des rétrécissements dont il avait été le siége pendant un grand nombre d'années. On remarquait à peine, et seulement avec l'aide d'une loupe assez forte, les cicatrices linéaires résultant des incisions qui avaient été pratiquées.

TROISIÈME OBSERVATION.

M...., officier supérieur du génie, lorsqu'il vint, en juillet 1845, réclamer les soins de M. le docteur Guillon, était affecté, depuis douze ans, de deux rétrécissements fibreux, l'un à 2 pouces de l'orifice de l'urètre, et l'autre à 5 pouces. Il avait déjà subi un très grand nombre de cautérisations qui, chaque fois, avaient notablement aggravé son état. Des scarifications, ou incision de la muqueuse seulement, exécutées à plusieurs reprises, n'avaient pas été plus profitables. Obligé, pour conserver la faculté de rendre ses urines, de maintenir en permanence une bougie dans le canal, il la conservait même étant à cheval, pendant plusieurs campagnes qu'il a faites en Algérie.

Les incisions intra-urétrales profondes pratiquées par M. Guillon l'ont entièrement débarrassé de cette grave maladie; et votre rapporteur, qui a eu, en 1847, occasion de le voir pour une affection de toute autre nature, a constaté, par une exploration attentive, que la guérison s'était parfaitement maintenue.

QUATRIÈME OBSERVATION.

En 1809, étant prisonnier en Angleterre, M. Moret eut une rétention d'urine, pour laquelle il fut soigné par le docteur Dobson, qui lui fit trente et quelques cautérisations d'après la méthode de Hunter; peu après, le canal se rétrécit de nouveau, et il dut recourir à l'emploi des bougies.

Revenu en France, en 1819, le docteur Beauchêne fit continuer la dilatation.

En 1820, un abcès s'étant formé au périnée, il fut ouvert à l'hospice de perfectionnement, par Antoine Dubois. Une fistule urinaire en fut la suite.

En 1822, Nauche et un autre de nos confrères reconnurent l'existence de trois rétrécissements, l'un à peu de distance du méat urinaire, un second à deux pouces, et le troisième à cinq. — Formation de plusieurs nouveaux dépôts urineux, dont l'un s'ouvre spontanément dans le rectum. On pratique plusieurs cautérisations d'après le procédé de Ducamp, sans aucun succès. Un autre abcès s'ouvre à la partie antérieure des bourses; le malade est toujours forcé de continuer l'usage des sondes à demeure (1).

(1) M. Civiale parle de ce malade dans ses *Nouvelles considérations sur les rétentions d'urine*, p. 60 (1823), — et dans son livre *De la lithotritie*, p. 247, publié en 1827.   GUILLON.

En 1835 Moret fait demander M. Guillon qui, tout d'abord, fait cesser l'emploi des sondes qu'il continuait sans interruption depuis douze ans. Ce médecin reconnut, à la première exploration, qu'il avait affaire à trois rétrécissements fibreux; il existait aussi trois fistules urinaires, l'une au-devant des bourses, une autre au périnée, et la troisième s'ouvrant dans l'anus.

Des *mouchetures profondes* (1) furent pratiquées dans les coarctations, qui furent dilatées ensuite avec de fortes bougies. La guérison ne se fit pas attendre plus de deux mois. La fistule du scrotum et celle de l'anus se sont fermées avant la fin du premier mois du traitement; celle du périnée seulement vers le milieu du troisième.

Votre commission a vu plusieurs fois, depuis, M. Moret, qui lui a été représenté par M. Guillon, en 1839 et 1840. La guérison a été reconnue complète et solide.

Peu de temps avant la mort de Moret, qui a succombé à une métastase rhumatismale, M. Lisfranc et votre rapporteur, qui avaient été appelés en consultation auprès de lui, le 21 janvier 1842, ont constaté que son urètre était parfaitement libre et que des bougies de quatre lignes, environ un centimètre de diamètre, y pénétraient avec la plus grande facilité.

CINQUIÈME OBSERVATION.

M. Desroches, âgé de soixante-neuf ans, urinait difficilement depuis quarante ans. Trois rétrécissements urétraux occasionnaient sa dysurie et avaient déterminé quinze fistules urinaires, situées tant au scrotum qu'au périnée, quoiqu'il eût été cautérisé une centaine de fois, soit avec le nitrate d'argent, soit avec la potasse caustique, depuis une vingtaine d'années.

M. le docteur Guillon, après avoir reconnu la nature fi-

---

(1) On désigne souvent de la sorte mes incisions intra-urétrales au moyen desquelles je divise tout le tissu induré qui forme le rétrécissement fibreux.

J'ai donné le nom de *mouchetures simples,* aux incisions qui n'intéressent que la membrane muqueuse, et ont pour but un dégorgement local.

GUILLON.

breuse de ses coarctations , les attaqua le 22 juin 1841 par les incisions intra-urétrales , aidées subséquemment par la dilatation. Au bout de vingt-six jours, et après deux opérations seulement , M. Desroches était complétement débarrassé : 1° d'un abcès volumineux de la prostate , qui s'est ouvert dans l'urètre ; 2° de ses quinze fistules.

Les trois rétrécissements, qui n'en formaient presque plus 'qu'un, s'étendaient de trois pouces un quart à cinq pouces un quart : ils étaient tellement durs qu'en les divisant l'instrument faisait entendre un bruit semblable à celui que produit la section d'un cartilage.

M. Desroches a été vu depuis par votre rapporteur ; il jouissait de la santé la plus parfaite , et des lettres, qu'il a écrites encore plus tard, en 1846, tout en confirmant ce fait, attestent qu'il avait même conservé des goûts d'un autre âge que le sien.

A cette observation sont joints deux dessins représentant, l'un l'état du scrotum et du périnée , siéges des fistules , avant le traitement , et l'autre l'aspect de ces parties après la guérison.

SIXIÈME OBSERVATION.

M. Lemelle , âgé de soixante-huit ans, avait eu dans sa jeunesse plusieurs blennorrhagies. A quarante ans, le jet de ses urines commença à diminuer de volume ; à cinquante-quatre ans la vessie ne se vidait plus qu'à moitié , et il était obligé d'uriner souvent. A cinquante-sept, il urinait involontairement et ne pouvait presque jamais satisfaire ce besoin lorsqu'il le désirait. Pendant le jour, ses vêtements étaient continuellement imprégnés d'urine : la nuit, son lit était inondé. Pour obvier autant que possible à cette dégoûtante incommodité, il fixait autour du pénis une éponge renfermée dans un sac de taffetas gommé , soutenu par un large suspensoir.

Le 16 novembre 1834, après un copieux repas arrosé de champagne : impossibilité d'uriner ; rupture de l'urètre ; tumeur au périnée du volume d'un petit œuf de poule. — Le docteur Guillon étant appelé , il introduisit une bougie en baleine, à renflements successifs et à extrémité filiforme. Le malade se refuse à ce qu'on lui place une petite sonde à

demeure dans le canal. Pendant la nuit, par suite des efforts
qu'il fait pour uriner, l'urine pénètre plus abondamment
dans le tissu cellulaire du scrotum, qui, tout à coup, acquiert
le volume de la tête d'un enfant à terme. M. le professeur
Roux est appelé en consultation ; mais, malgré les incisions
profondes qui sont pratiquées, la tumeur se sphacèle ainsi
qu'une portion de la peau de la verge. A la chute des parties
gangrenées, il reste une vaste plaie au milieu de laquelle on
voit les deux testicules à leurs cordons suspendus et complétement dépouillés. La crevasse de l'urètre amène l'urine
au dehors par trois points différents : au-dessus du pénis,
au-dessous et à droite, et au centre de la plaie.

Le 22 novembre, le malade ayant beaucoup perdu de
son obésité, M. Guillon attire au moyen de longues bandelettes agglutinatives, la peau du ventre et des fesses, progressivement de manière à former un scrotum nouveau.
Pour recouvrir la portion de la verge qui était dénudée,
l'opérateur divise le prépuce dans toute sa longueur, du
côté gauche, et, au moyen d'autres bandelettes de diachylon,
il complète la restauration de ces organes.

Le dessin n° 1 représente la plaie des bourses et du pénis
telle qu'elle était lors de la chute des parties frappées de
gangrène.

Le n° 2 représenté ces parties après la cicatrisation.

La large perte de substance de l'urètre d'où s'échappait
l'urine qui entretenait les trois fistules indiquées par le
dessin, s'étant beaucoup rétrécie, M. Guillon explora ce canal
pour reconnaître les rétrécissements, causes de tous ces
désordres. Ils étaient au nombre de quatre : un au méat
urinaire ; le deuxième, à un pouce de profondeur, avait six
lignes de long ; le troisième s'étendait de deux pouces et
demi à trois pouces un quart ; le quatrième commençait à
trois pouces et demi et finissait à quatre pouces et demi.
C'était derrière le premier obstacle, à partir de la vessie,
que se trouvait la perforation de l'urètre ; elle avait six lignes
de longueur et comprenait la paroi inférieure et le côté droit
de ce conduit.

Les rétrécissements étant de nature fibreuse, M. Guillon
pratiqua les incisions intra-urétrales, et comme, dans la suite
du traitement, l'orifice interne des fistules ne se fermait

qu'avec lenteur, ce qui tenait à l'étendue de la perte de substance de l'urètre, il cautérisa cet orifice avec le nitrate acide
de mercure, en se servant d'un porte-caustique particulier.
Enfin, après six mois et demi de séjour à Paris, M. Lemelle
est retourné chez lui, à Rouen, étant complétement guéri. Il
est mort dix ans après, presque octogénaire, sans avoir
éprouvé, depuis son opération, aucun ressentiment de son
ancienne affection des voies urinaires (1).

SEPTIÈME OBSERVATION.

M. Richard, marchand de vin, avait depuis trois jours une
rétention d'urine. Les tentatives faites pour faire pénétrer
des sondes et des bougies dans la vessie ayant été infructueuses, M. Guillon fut appelé le 5 août 1839. Dilatation à
l'aide de bougies en baleine. Exploration du canal. Un rétrécissement d'un pouce de longueur est reconnu à la fin dela portion spongieuse. — Incisions intra-urétrales et dilatation consécutive qui font promptement disparaître ce rétrécissement.

Ce fait a présenté cette particularité digne de remarque,

(1) J'ai présenté à l'Académie des sciences et à l'Académie de médecine, MM. Moret, Desroches et Lemelle.

A l'Académie des sciences, leur guérison complète a été constatée par
MM. Breschet, Duméril, Larrey et Roux. — La présentation de M. Lemelle à ce corps savant produisit une certaine sensation. Dès que l'illustre secrétaire perpétuel, M. Arago, eut fait l'énumération des différents
états maladifs qui s'étaient développés chez ce sujet, un académicien,
M. B....., frappé de leur gravité et de leur nombre, fit observer qu'il
n'était pas nécessaire de faire passer un extrait mortuaire par l'Académie
pour constater que le malade était bien réellement mort.— « Permettez,
» répondit M. Arago (en montrant M. Lemelle que j'avais placé assez près
» de lui), il ne s'agit pas d'un mort, mais d'un vivant que voilà. »

A cette époque, les sujets qu'on présentait à l'Académie étaient admis
dans la salle des séances.

Le traitement de M. Desroches a été suivi par M. le docteur Dubreuil,
qui m'avait fait appeler par ce malade, et par MM. Em. Rousseau et
Serrurier, désignés à cet effet par la Société de médecine pratique.

Ce sont MM. Moret, Desroches et Lemelle, que M. Civiale a voulu
désigner lorsque, dans le mémoire qu'il a publié quelques jours après
m'avoir été donné pour juge en 1844, il a dit « que les faits présentés
» par moi aux académies n'ont aucune valeur réelle. »

La lecture des trois observations précédentes a dû faire apprécier la
valeur des affirmations de M. Civiale.

GUILLON.

c'est que la vessie avait été tellement distendue, qu'une certaine quantité d'urine s'était infiltrée dans le tissu cellulaire du bassin, et qu'un abcès s'en est suivi, lequel s'est ouvert spontanément dans la vessie. En effet, pendant un mois, les urines étaient mélangées de beaucoup de pus, dont la quantité a ensuite diminué d'une manière progressive jusqu'à la guérison, qui était complète au bout de quatre mois. Le malade, qui se porte parfaitement depuis dix ans et qui urine facilement et à plein canal, n'avait jamais éprouvé, pendant la pyurie dont il vient d'être parlé, qu'une douleur profonde, de la gêne dans la région du sacrum, ce qui a dû éloigner toute idée que le pus provînt des reins.

HUITIÈME OBSERVATION.

M. St***, Hollandais, âgé de trente-quatre ans, était affecté depuis dix ans de deux rétrécissements urétraux fibreux, qui avaient été jugés incurables par les célébrités chirurgicales de son pays. Il vint à Paris en septembre 1846, pour y recevoir les soins de M. Guillon. Les coarctations étaient si prononcées qu'une bougie en baleine des plus minces ne put être introduite dans la vessie qu'avec une très grande difficulté, ce que votre rapporteur peut attester, car il était présent au moment de l'opération. Ce malade n'urinait que goutte à goutte, et le sperme, pendant l'éjaculation, pénétrait dans la vessie, d'où il était plus tard entraîné avec les urines. Dans l'espace de six semaines, il a été complétement rétabli par le moyen des incisions intra-urétrales, exécutées à 5 pouces 1/2 de profondeur.

Ce malade, qui éprouvait un grand chagrin de ne pas avoir d'enfants, bien qu'il fût marié depuis huit ans à une femme parfaitement constituée, et qui en désirait autant que lui, était devenu père dix mois après son retour à La Haye. Depuis cette époque, il a continué à uriner à plein canal, et il a eu un second enfant.

Votre rapporteur connaît plusieurs autres exemples d'impuissance promptement guéris par la méthode opératoire de M. Guillon, et par le seul fait de la destruction des obstacles matériels que des strictures opposaient à l'émission normale du fluide spermatique.

NEUVIÈME OBSERVATION.

Rétrécissements urétraux traités pendant vingt ans, et sans succès, par l'emploi des bougies de cire molle, celles en cordes de boyaux, par des cathéters de Mayor, etc., etc. — Affections consécutives dues en partie à la maladie de l'urètre, et en partie au traitement employé pour la combattre. — Guérison prompte des rétrécissements au moyen des incisions intra-urétrales de M. le docteur Guillon, chirurgien consultant du roi, etc. — (Observation rédigée par le malade lui-même.)

« Après trois blennorrhagies, dont la dernière a duré quinze mois, et a laissé après elle un suintement visqueux, je me suis aperçu, vers l'année 1823, que le jet d'urine commençait à devenir plus mince, tordu et quelquefois bifurqué ; l'émission était difficile et la vessie ne se vidait pas complétement. De là résultaient des envies d'uriner fréquentes et des sensations douloureuses au-dessus du pubis. Les urines étaient tantôt claires, tantôt troubles, et donnaient un dépôt glaireux. Les choses allaient en empirant jusqu'à 1829, époque à laquelle j'ai entrepris un premier traitement du rétrécissement de l'urètre, ce dernier ne laissant passer qu'une bougie d'une ligne de diamètre. J'eus recours à l'application des cordes à boyaux et des bougies élastiques (1) ; au bout de deux mois de traitement j'urinais librement, mais le calibre du jet de l'urine n'avait pas atteint l'ampleur naturelle, et trois mois plus tard la même difficulté d'uriner se fit sentir de nouveau. Peu à peu je me suis habitué cependant à cet état de choses. Connaissant, par les travaux qui existaient alors sur les maladies des voies urinaires, l'incertitude des moyens employés contre l'affection dont je souffrais, je me suis résigné à supporter ma maladie qui, selon les recherches scientifiques du célèbre Sœmmerring, était mise au nombre de celles qui, dans l'âge avancé, deviennent incurables et mortelles : avenir bien triste, mais inévitable. Je me contentais de re-

____

(1) Le plus grand élargissement, auquel je suis parvenu successivement, était le résultat de l'introduction des bougies élastiques de deux lignes un quart de diamètre, introduction qui a été continuée tous les deux jours pendant trois mois.

courir de temps à autre à l'introduction, soit des bougies de cire molle, soit des sondes de Mayor, et de prévenir ainsi une rétention d'urine, qui cependant n'a pas manqué de me surprendre plusieurs fois dans le cours de ces vingt années de mes souffrances. Le mal, persistant toujours, devait, vers le commencement de l'année 1839, amener des suites bien plus fâcheuses encore pour moi. Après une journée de fatigues et un froid rigoureux, à la fin de janvier, je sentis une gêne d'abord, et puis de la douleur au testicule gauche, s'irradiant le long du cordon spermatique. Pour être bref, je dirai qu'une orchite des plus violentes s'était développée au bout de deux jours, laquelle a nécessité l'emploi de l'appareil antiphlogistique dans toute son extension. Après trois semaines de traitement, je fus quitte pour cette fois de cette nouvelle maladie, mais pas pour longtemps. Trois mois plus tard je devais avoir encore une rechute, et depuis, ces récidives me sont devenues habituelles, de sorte que jusqu'à l'heure où j'écris, j'en ai eu plus de trente. On conçoit bien que ces attaques réitérées devaient à la longue produire une influence pernicieuse sur la structure organique des testicules. En effet, les veines des deux épididymes sont devenues variqueuses, il y a une exsudation plastique qui les colle en un paquet ; il s'est formé un épanchement dans la tunique vaginale du testicule gauche d'abord, et ensuite dans celle du droit ; à tout cela venait se joindre une inflammation aiguë intercurrente qu'un mouvement tant soit peu prolongé, le moindre effort, un cahotement de voiture, une émotion morale même, étaient suffisants pour provoquer. A chaque nouvelle attaque je sentais l'émission de l'urine devenir plus difficile ; je devais uriner souvent, toutes les demi-heures, quelquefois toutes les dix minutes même.

» En octobre 1843, j'ai eu une des plus violentes attaques d'orchite sur le testicule droit, qui était le siége d'une hydrocèle depuis un an, de sorte que la vaginale était enflammée en même temps ; la pression exercée sur le testicule et le cordon spermatique, à son passage à travers l'ouverture de l'abdomen, provoquait et entretenait pendant huit jours des souffrances cruelles et qui ne se sont calmées qu'après l'incision de la paroi antérieure de la tunique vaginale. La suppuration une fois établie dans cette cavité, les symptômes inflammatoires se sont dissipés au bout de quinze jours. Mais pendant que l'état du testicule droit s'améliorait, le testicule gauche commençait à devenir gros, sensible et douloureux. L'épanchement aqueux, qui existait ici avant celui du côté droit, et qui était résorbé pendant l'affection de ce dernier, a reparu de nouveau. J'ai dû garder le lit pendant dix semaines et subir un traitement qui a notablement épuisé mes forces. Telle était ma position lorsque je me suis décidé à abandonner mes occupations et à venir faire un traitement dans les pays étrangers.

»Jusqu'à cette époque, j'ai mis en usage tous les remèdes qui m'étaient conseillés par mes confrères; les mercuriaux, tant intérieurement qu'en frictions, les préparations iodurées, les cataplasmes émollients et narcotiques, les bains, la décoction de salsepareille et de Zittmann, avec ou sans mercure, et en dernier lieu le traitement à l'eau froide, d'après la méthode de Priesnitz.

» De tous ces moyens, c'est l'eau froide qui m'a fait le plus de bien, en ce que ma constitution, jadis forte et vigoureuse, maintenant devenue chétive, a été pour ainsi dire refaite; je me sentais plus de force, plus de vie; les attaques inflammatoires des testicules, dans le courant de cinq mois, n'ont eu lieu que deux fois; elles étaient beaucoup plus faibles, ne duraient tout au plus que trois ou quatre jours, et cédaient à l'application des fomentations froides et à la transpiration dans une couverture de laine, moyen auquel j'ai recours même jusqu'à présent toutes les fois que je sens une sensibilité se développer dans ces organes. Néanmoins je me trouvais dans le même état pathologique, c'est-à-dire toujours sujet à des rechutes de cette orchite intercurrente, dont le point de départ était une irritation continuelle de l'urètre entretenue par la présence, tant du rétrécissement même, que par le passage de l'urine à travers ce canal rétréci. Convaincu de la réalité de ce fait, tant par ma propre expérience que par les avis de mes confrères, et de la nécessité de détruire ces obstacles pour parvenir à la guérison des suites secondaires du rétrécissement, j'ai essayé cependant, mais en vain, comme je l'ai remarqué plus haut, l'usage des moyens dilatants; mais le séjour tant soit peu prolongé des bougies dans l'urètre devint encore une fois la cause d'une irritation des testicules. Je n'ai pas employé la cautérisation, m'étant convaincu de son peu d'efficacité et des dangers qui résultaient de ce moyen, sur des malades que j'avais traités d'après la méthode de Ducamp.

» Je me suis décidé à aller chercher mon salut au foyer des lumières médicales, à Paris. Un de mes anciens maîtres en chirurgie, M. Lisfranc, auquel je me suis adressé, et qui m'a toujours conservé son affectueuse amitié, a bien voulu prendre un vif intérêt à ma position. Après avoir pris connaissance du récit que je viens de faire plus haut, il m'a conseillé de m'adresser à M. le docteur Guillon, dont la méthode de traitement des rétrécissements urétraux était, d'après son avis, la plus rationnelle, et comptait le plus de succès parmi toutes celles employées jusqu'alors.

» A la consultation de MM. Lisfranc et Guillon, qui a eu lieu le 14 mars dernier, une bougie en cire molle d'une ligne de diamètre n'a pu être introduite dans le rétrécissement, et la pointe a rapporté deux empreintes circulaires très prononcées. Pour pouvoir explorer exactement la longueur et la nature de la stricture, il fallut la dilater pendant plusieurs jours par des bougies successivement plus volumineuses. Le 24 mars, M. Guillon, à la première exploration, a reconnu trois rétrécissements fibreux qui s'étaient réunis pour n'en former qu'un à la distance de l'ouverture de l'urètre de 11 centimètres, et s'étendant jusqu'à 16 centimètres, par conséquent de la longueur de 5 centimètres. Il y pratiqua des incisions longitudinales à l'aide de son instrument. Cette petite opération, peu douloureuse, suivie d'un léger écoulement sanguin, a fait disparaître presque instantanément une sensibilité dont j'étais affecté alors au testicule droit. Deux jours plus tard, je pouvais déjà introduire une bougie élastique de 3 lignes de diamètre ; je continuai de le faire jusqu'au 11 avril. Une nouvelle exploration de ce jour a constaté que les coarctations étaient diminuées en longueur et en épaisseur presque de la moitié ; nouvelle incision du rétrécissement et du verumontanum, qui était sensible, et dont l'attouchement était douloureux ; introduction d'une bougie de 3 lignes et demie de diamètre. Le 3 mai, il ne reste du rétrécissement que la partie la plus profondément située vers la partie membraneuse de l'urètre, de l'étendue d'un centimètre, et en haut seulement, le reste de la muqueuse dans tout son trajet est libre, ce que je sens à l'introduction de l'explorateur. Pour passer une bougie plus volumineuse d'un centimètre de diamètre, il a fallu inciser une coarctation qui, outre celle dont j'ai fait mention, existait aux deux orifices de la fosse naviculaire. C'est ce que fit M. Guillon, et, grâce à ce débridement, je fus en état le lendemain d'introduire une bougie d'un centimètre de diamètre; je continue de m'en servir, d'après l'avis de mon médecin, tous les deux jours. J'urine maintenant d'un jet gros, et par conséquent sans aucune gêne; je n'éprouve aucune irritation ni aucune des douleurs que j'avais avant ce traitement à l'urètre; je ne lâche mon urine que trois ou quatre fois par jour, et ne suis pas obligé d'uriner la nuit. En général, je me sens un bien-être qui m'était inconnu depuis bien des années, et tout me fait croire que, l'urètre revenu une fois à l'état normal, l'affection secondaire des testicules peut être attaquée par des moyens appropriés avec plus de chance de succès qu'elle ne l'a été jusqu'à présent.

» Je crois de mon devoir, dans l'intérêt de l'humanité et de la science, de constater ce fait qui m'est relatif dans tous ses détails, comme je viens de le faire, et d'autoriser M. le docteur Guillon d'en faire l'usage qu'il jugera convenable pour répandre autant que possible une méthode aussi certainement bonne et utile.

» Docteur ***,
» Professeur et doyen de la Faculté de médecine de ***.

» Paris, 12 mai 1845.

» *P. S.* En cas que M. Guillon juge nécessaire de publier cette observation, je le prie d'avoir égard à ma position sociale et de ne désigner ni mon nom ni le lieu de mon séjour.

» *Remarque.* D'après le désir exprimé par les membres de la commission d'Argenteuil, qui m'ont fait l'honneur de venir me voir, MM. Amussat, Civiale, Jobert, Lagneau, Ségalas et Villeneuve, président, j'ai rédigé cette observation, et j'ai prié M. Lisfranc de constater l'état dans lequel je me trouve actuellement.

4

» Le 11 mai, mon célèbre maître a reconnu que les rétrécissements ont complétement disparu, qu'une bougie en argent de 4 lignes (9 millimètres) de diamètre traverse avec une très grande facilité les parties du canal qui étaient rétrécies, qu'elle n'y éprouve pas la moindre constriction, et qu'on la retire de l'urètre tout aussi facilement.

» Aujourd'hui, 12 mai, M. Bérard, secrétaire de la commission d'Argenteuil, a constaté que mon urètre est complétement libre, et qu'une bougie élastique d'un centimètre de diamètre pénètre très facilement. Comme elle n'était nullement serrée, il l'a retirée avec une grande facilité.

» Docteur ***.

» D'après le désir qu'en ont manifesté MM. les membres de la commission de l'Académie royale de médecine, je certifie qu'avant le traitement mis en usage par M. Guillon, j'ai examiné l'urètre de M. *** avec beaucoup d'attention, et que j'ai constaté tous les faits avancés dans l'observation qu'on vient de lire. J'affirme encore que j'ai vu notre savant confrère après sa guérison, et que je me suis assuré qu'elle est complète.

» LISFRANC.

» Paris, le 16 mai 1845. »

Une lettre jointe à cette observation prouve que deux ans après, M. *** jouissait toujours d'une santé parfaite. — M. Guillon n'a pas reçu de ses nouvelles depuis cette époque.

DIXIÈME OBSERVATION.

Double rétrécissement de l'urètre ; l'un, d'une dureté cartilagineuse, dont l'existence et la complète guérison ont été constatées par plusieurs membres de l'Académie de médecine. — Guérison obtenue par M. le docteur Guillon, au moyen de la méthode qui lui est propre (1).

« A la suite de deux blennorrhagies qu'il avait eues en 1836 et 1841, un artisan, habitant une ville de la Vendée, âgé

____

(1) Cette méthode consiste en des incisions intra-urétrales qu'on pratique sur les points rétrécis de l'urètre, et qui sont plus ou moins nombreuses, et plus ou moins profondes suivant l'indication, incisions qu'on fait précéder et suivre de dilatations convenables.

de trente-cinq ans, nommé Liot, éprouva plusieurs fois des rétentions d'urine. La dernière fut tellement grave, qu'il se décida à venir à Paris réclamer les secours de l'art, et il entra à l'hôpital de la Charité le 1er septembre 1846.

» Liot portait alors deux rétrécissements fibreux urétraux : l'un, de l'espèce la plus ordinaire, était situé dans la portion membraneuse ; l'autre rétrécissement occupait la partie moyenne de la portion spongieuse de l'urètre , et la substance de ce canal avait acquis une si grande dureté à l'endroit rétréci, qu'à n'en juger que par l'apparence, on aurait pu le croire de nature cartilagineuse. Telle fut, en effet, l'opinion que s'en forma M. . . . . . Ce point rétréci de l'urètre présentait d'ailleurs extérieurement une saillie circulaire facilement appréciable, non seulement au toucher, mais à la vue.

» M. . . . . . . , qui traita ce malade, s'appliqua d'abord à faire pénétrer dans la coarctation urétrale des bougies élastiques et des bougies en métal. Mais, n'ayant pu y réussir, il essaya, à deux reprises, de franchir l'obstacle avec des sondes à dard. Ces tentatives échouèrent également.

» Ce fut alors qu'en désespoir de cause, ce savant chirurgien proposa à Liot de pratiquer l'opération de la boutonnière, c'est-à-dire d'inciser l'urètre avec un bistouri, et d'enlever une portion de l'anneau saillant qui s'opposait à la sortie de l'urine. Effrayé de ce nouveau projet, le malade y refusa son consentement; de sorte qu'après avoir séjourné à l'hôpital de la Charité pendant quatorze jours, il se confia librement aux soins du docteur Guillon, mais au su et avec l'assentiment de M. . . . . . Afin de l'observer de plus près, M. Guillon reçut Liot dans sa maison.

» Ce médecin employa dès le premier jour sa méthode de dilatation rapide de l'urètre au moyen de bougies en baleine ayant des renflements successifs et une extrémité filiforme, bougies très simples que lui-même prend soin de confectionner. Aussitôt qu'il eut obtenu un premier élargissement et un passage suffisant, il explora le canal dans lequel il constata les deux rétrécissements déjà mentionnés, et il en fit le dessin figuratif.

» Liot avait quitté l'hôpital le 14 septembre, et le 2 octobre suivant M. Guillon invita plusieurs membres de l'Académie royale de médecine à vouloir bien se réunir chez lui, afin d'assister à l'application de son traitement curatif du rétrécissement fibreux de l'urètre, alors que ce rétrécissement est parvenu à un degré extrême ; afin surtout d'apprécier les premiers résultats de ce traitement et d'en suivre ultérieurement les progrès. En conséquence, et ainsi que l'avait désiré ce médecin, MM. Bourdon, Castel, Lagneau, Moreau, Nacquart, Renauldin et Roche assistèrent à son opération, encore trop peu connue de ceux qui pourraient la pratiquer, et dans l'intention de lui rendre justice. MM. Cornac, Gérardin, Patissier, Rochoux, Roux et Velpeau devaient aussi assister à cette opération ; ils y étaient convoqués. Il est regrettable que leurs occupations ne leur aient pas permis de se réunir, chez M. Guillon, à messieurs leurs collègues.

» Après avoir donné à ces messieurs les détails relatifs au malade Liot, qui était présent, et leur avoir montré ses instruments, ainsi que le dessin représentant le double rétrécissement urétral, M. Guillon introduisit dans l'urètre une bougie d'une ligne un quart de diamètre, et fit constater par les assistants : 1° qu'un anneau volumineux, formé par le premier rétrécissement fibreux, était situé vers le milieu de la portion spongieuse de l'urètre ; 2° que la bougie était tellement serrée dans sa coarctation, qu'il y avait impossibilité de la faire pénétrer plus avant ; 3° qu'on éprouvait pour retirer ce corps dilatant la même difficulté qu'on avait eue à l'introduire.

» Enfin, après avoir retiré cette bougie, M. Guillon fit pénétrer dans le canal, au centre de la coarctation même, un urétrotome de son invention. C'est une espèce d'algalie d'argent, droite, vers l'extrémité de laquelle on fait sortir deux ou trois petites lames qui ont pour régulateur un curseur apparent n'obéissant qu'à la volonté du chirurgien. Cet instrument servit à inciser, d'arrière en avant et de dedans en dehors, aux points opposés de son pourtour, le tissu induré qui formait ce rétrécissement.

» L'opération étant ainsi terminée, M. Guillon introduisit dans l'urètre une bougie de trois lignes un quart, et cette introduction se fit avec une telle facilité, que les assistants en témoignèrent leur étonnement.

» Le 13 octobre, c'est-à-dire onze jours après l'opération, M. Guillon conduisit le malade à l'Académie, où il fut soumis à l'examen de MM. Castel, Lagneau, Mêlier, Moreau, Roche, qui constatèrent que la proéminence du point rétréci avait beaucoup diminué, bien qu'il restât encore sur le côté gauche de l'urètre une légère saillie, une sorte de monticule manifeste à la vue et surtout au toucher. Ce dernier vestige du mal devait sa persistance à ce que ce point de la coarctation n'avait pas été aussi profondément divisé que les autres parties.

» Le 8 décembre, M. Guillon présenta de nouveau Liot à l'Académie, et il fut constaté : 1° qu'il ne restait plus de trace des rétrécissements dont il était affecté quand il se confia aux soins de M. Guillon ; 2° que l'anneau d'une dureté cartilagineuse, celui qui occupait la partie moyenne de la portion spongieuse de l'urètre, avait complétement disparu ; 3° que des bougies de trois lignes et demie et de trois lignes trois quarts de diamètre pénétraient dans l'urètre et jusque dans la vessie, avec une très grande facilité. MM. Baffos, Bourdon, Capuron, Castel, Lagneau, Moreau, Nacquart, Renauldin et Roche ont vérifié les faits.

» Complétement guéri par le procédé opératoire de M. Guillon, le sieur Liot a quitté Paris le 12 décembre 1846 pour retourner dans son pays, d'où il a déjà donné des nouvelles qui font présager la solidité de sa guérison.

» Paris, le 13 janvier 1847.

» Ont signé le présent compte rendu six des membres de l'Académie qui s'y trouvent nominativement désignés comme ayant assisté à l'opération du 2 novembre 1846.

Signé : BOURDON, ROCHE, RENAULDIN,
LAGNEAU, CASTEL, MOREAU.

» Une lettre que Liot a écrite le 30 septembre 1849 et qui est jointe à cet exposé, prouve que la guérison de cet homme est complète. « Il introduit, dit-il, et avec la plus grande facilité, des bougies aussi volumineuses que celles dont il se servait avant de quitter Paris, » c'est-à-dire d'environ un centimètre de diamètre. »

Avant de terminer, nous croyons devoir, messieurs, vous
exposer en peu de mots les motifs qui nous ont déterminés à
faire figurer dans ce rapport quelques cas de guérisons obtenues par M. Guillon, antérieurement à la nomination de la
commission de 1839.

Le premier est que la commission elle-même avait invité
ce chirurgien à lui présenter même les faits remontant à des
époques éloignées, en y joignant, autant que possible, les
pièces à l'appui.

Le second est que ces faits se rapportent à la question de
priorité que votre commission ne pouvait se dispenser d'examiner, en même temps qu'ils avaient encore pour objet de
contribuer à édifier l'Académie sur la question des récidives,
si importante lorsqu'il s'agit de porter un jugement sur un
nouveau mode de traitement.

Nous espérons, messieurs, que les détails dans lesquels
votre commission est entrée suffiront pour faire apprécier
l'importance de la méthode que M. Guillon a introduite dans
la pratique; méthode qui a subi toutes les vicissitudes réser-
vées aux innovations, même les plus utiles (****). Cependant,
comme ils ne suffiront peut-être pas pour mettre à même
les autres praticiens d'employer ce mode de traitement avec
tous les avantages que nous avons vu son auteur en obtenir,
nous croyons devoir exprimer ici le désir que notre confrère
publie prochainement l'ouvrage qu'il prépare depuis longtemps sur cet intéressant sujet, et qui offrira les résultats
d'une expérience de plus de vingt années, d'une pratique
tout à la fois heureuse et consciencieuse; *heureuse, car il
n'est pas arrivé à notre connaissance que ce praticien ait perdu
un seul malade des suites de ses incisions intra-urétrales ; ce
que nous sommes loin de pouvoir dire de plusieurs autres méthodes.....*

Un de nos savants compatriotes a reçu naguère de la plupart des académies d'Europe et de l'Institut de France, ainsi
que de plusieurs souverains étrangers, des félicitations et
toutes sortes de témoignages de satisfaction, pour avoir découvert une étoile qui, jusqu'à ces derniers temps, était res-
tée inaperçue. Nous aussi, nous avons pris part à la satisfaction, je dirai presque à l'admiration générale; *mais si, comme
l'a dit un des plus grands génies dont s'honore la France*

(Voltaire), la découverte d'une plante utile à l'humanité est beaucoup plus importante que la découverte d'un astre nouveau. M. Guillon, auteur d'une méthode nouvelle au moyen de laquelle *on guérit aujourd'hui complétement et radicalement une maladie aussi grave qu'elle est fréquente, et qui, avant lui, était tout à fait incurable*, doit être encouragé à persévérer dans ses travaux.

Nous concluons, en conséquence, à ce que l'Académie adresse des remercîments à M. le docteur Guillon, pour le progrès qu'il tend, avec tant de zèle, à faire faire à la thérapeutique chirurgicale, en ajoutant aux moyens déjà en usage sa manière de guérir *les rétrécissements urétraux de nature fibreuse.*

Nous croyons aussi, messieurs, devoir vous proposer, aujourd'hui qu'une Commission nouvelle est saisie de l'appréciation des travaux qui vous ont été adressés pour le concours au prix du marquis d'Argenteuil, de lui renvoyer ce rapport, comme un document ayant directement trait à l'importante question qu'elle est appelée à juger. (*Adopté*).

Je dois le rappeler de nouveau, ce rapport n'a été inséré dans le journal officiel de l'Académie de médecine que six mois après son adoption, par suite de la décision spéciale qui fut prise à cet effet, décision qui doit être considérée comme une nouvelle sanction donnée à ce remarquable et conciencieux travail. Comme le mot *adopté*, imprimé en lettres italiques à la page 628 de ce journal, est peu significatif, je crois devoir empruter ce qui suit au compte-rendu de la séance dans laquelle la double adoption *de ce rapport* et *des conclusions* a été prononcée. C'est le moyen d'éclairer la religion de MM. les Académiciens qui conserveraient encore des doutes au sujet de cette double adoption, et de réduire au silence les rivaux qui ne veulent pas qu'on décerne de prix à ceux qui leur font concurrence, ces rivaux chez lesquels l'intérêt personnel l'emporte toujours sur l'intérêt de la science et de l'humanité.

Nous reproduisons ce qu'on lit dans le *Bulletin de l'Académie de médecine*, tome X, page 11.

« *Rapport de M*. LAGNEAU (*au nom d'une Commission composée de MM. Roux, Cullerier, Sanson, Velpeau et lui*) *sur la méthode de traitement proposée par M. le docteur* GUILLON, *pour la guérison des rétrécissements fibreux de l'urètre.*

« M. Lagneau explique les diverses causes du retard éprouvé par ce rapport sur cette méthode, qui a été soumise à l'Académie en 1839. Il rend compte des heureux résultats, constatés par la Commission, des procédés opératoires appliqués par M. le docteur Guillon aux rétrécissements calleux de l'urètre regardés jusqu'ici comme incurables.

« Le rapporteur conclut à ce que des remercîments soient adressés à l'auteur, POUR LES PROGRÈS QU'IL A FAIT FAIRE A CE POINT DE PRATIQUE, et à ce que son rapport soit envoyé comme document à la Commission du prix d'Argenteuil.

« MM. CASTEL et MOREAU demandent la publication du mémoire original de M. Guillon.

« M. le président répond que cette proposition doit être ajournée à l'époque du rapport de la Commission d'Argenteuil... Après quoi CE RAPPORT ET LES CONCLUSIONS *sont mis aux voix et adoptés.* »

OBSERVATIONS.

Ce travail adopté par l'Académie démontre clairement :
1° que bien longtemps avant MM. Heurteloup et Maisonneuve, *j'obtenais l'élargissement immédiat, instantané* des rétrécissements urétraux dont ils ont fait tant de bruit, en annonçant, *contrairement à la vérité,* que cet élargissement amenait *la guérison immédiate, sans recourir à l'emploi des bougies ;*

2° Que ces deux confrères ne sont pas fondés à se poser en inventeurs du traitement qui procure l'élargissement *immédiat, instantané,* de ces rétrécissements, — puisque je l'emploie depuis trente ans.

QUATRIÈME DOCUMENT.

Double décision académique. — Un rival juge et partie.

Je dois le faire remarquer ici, le rapport qui précède n'a
été fait que parce que je l'ai réclamé avec insistance, lorsque je me fus retiré du concours, ne pouvant accepter
pour juge M. Civiale, qui, six jours après avoir été investi
de cette fonction, et comme prélude d'impartialité, rejetait
complétement cette stricturotomie à laquelle il voudrait aujourd'hui attacher définitivement son nom, à la faveur de sa
fondation. .

Si ce rapport n'avait pas vu le jour, on doit le reconnaître,
il me serait bien difficile de sauvegarder ce progrès chirurgical de la convoitise du philanthrope et oublieux emprunteur,
M. Civiale. Je dis oublieux, parce qu'il ne se souvient plus de
ces lignes que je reproduis pour la seconde fois, et qu'on
trouve à la page IX de son livre *de la Lithotritie*, publié en
1827 : — « Il est malheureusement trop vrai que l'on com-
« mence toujours par repousser les découvertes nouvelles et
« qu'on cherche ensuite à en dépouiller les auteurs ;» — et
parce qu'il a également oublié cet autre passage de l'avant-
propos de son *Parallèle*, publié en 1836, *sur les divers moyens
de traiter les calculeux*, où on lit ce qui suit, aux pages 15
et 16 : «Je sais combien est épineuse la position où se place
« un auteur qui heurte les idées accréditées. Aussi ce qu'on
« a fait, et tout ce qu'on pourra tenter encore, n'excite point
« ma surprise. Manquera-t-il jamais de gens pour qui la
« prospérité d'autrui devient un tourment. Comme l'a dit
« Percy, il n'est pas de profession où la jalousie soit plus
« active et plus infatigable qu'en chirurgie , où elle se
« montre plus attentive et plus industrieuse à obscurcir la
« réputation. »

Si M. Civiale s'était rappelé ces passages que j'ai repro-
duits textuellement, il n'aurait pas osé déprécier de consciencieux travaux qu'il adopte maintenant ; — M. Orfila,
trompé par lui, [n'aurait pas cherché à diminuer la valeur scientifique du rapport de M. Lagneau, lorsque cette
valeur n'avait été contestée par aucun de ses collègues,
ni par lui, M. Civiale, quand ce rapport fut soumis à l'ap-

probation de l'Académie, et quand ce corps savant lui donna
une nouvelle sanction en ordonnant qu'il fût consigné au
Bulletin académique; — enfin, je ne serais pas obligé de
signaler aujourd'hui, a l'Académie de médecine, des faits
déplorables dont la responsabilité me paraît devoir incomber
à M. Civiale.

Par respect pour la mémoire de M. Orfila, dont je m'honore d'avoir été l'élève, je ne rappellerai point ici ses attaques
injustes contre ce rapport ; il en a éprouvé un trop vif chagrin, lorsque les réponses qu'il s'est attirées lui eurent démontré qu'on avait trompé sa religion.

Je me bornerai à appeler l'attention sur les faits suivants :

I. — Lorsque M. Lagneau eut achevé la lecture de son
rapport, M. Velpeau, qui était alors président, annonça qu'il
allait mettre aux voix les conclusions de ce rapport. Plusieurs membres demandèrent à la fois qu'on mît aux voix
le *rapport* et les *conclusions* : ce que fit M. le président, et
la double adoption eut lieu *sans la moindre objection, ainsi
que cela se faisait assez souvent à cette époque.* Mais, quoique cette adoption n'eût pas été contestée, certains intéres-
sés espéraient qu'elle ne serait pas consignée dans le *Bulletin
académique*, ne pouvant consentir, eux, à ce que ce travail
devînt par cette double sanction œuvre de l'Académie elle-
même.

II. —Ce rapport, devant être renvoyé comme document à
la Commission d'Argenteuil, ne fut point, contre tous usages,
inséré dans le *Bulletin*. Messieurs les secrétaires n'y con-
signèrent que les deux observations capitales, la neuvième
et la dixième, et l'épreuve fut envoyée à M. Lagneau.

Or, sur cette épreuve les mots *le rapport* avaient été rayés.
— Il ne restait que ces mots : *Les conclusions sont mises aux
voix et adoptées.*

M. Lagneau rétablit sur l'épreuve les mots *le rapport*, et
déjoua ainsi une manœuvre qui avait pour but de diminuer la portée scientifique de son très-remarquable et consciencieux travail. Evidemment, ce ne pouvait être M. le
secrétaire qui avait rayé ces mots : *le rapport,* placés sur le
manuscrit qu'il avait envoyé à l'imprimerie, et qui n'y auraient pas été mis s'il n'avait pas voulu qu'ils s'y trouvassent.

Par qui ces mots avaient-ils donc été rayés?...

III. — Cette grave question aurait pu être résolue ou au moins élucidée, si elle avait été soulevée, lorsque, six mois après, dans la séance du 16 avril, sur la demande de M. Moreau, l'Académie ordonna « que ce rapport serait *reproduit* « *dans le Bulletin tel qu'il était sorti des mains* de la Com- « mission. »

Malheureusement, l'honorable académicien ne connaissait pas ce fait, et M. Lagneau n'était pas, je crois, à la séance ce jour-là...

IV. — Voici un autre fait qui n'est pas sans gravité et qui a eu pour résultat *de retarder* la vulgarisation de la bienfaisante stricturotomie.

Sur l'invitation qui m'en avait été faite, j'avais donné, pour qu'on les fît imprimer textuellement sur les manuscrits originaux, la neuvième observation, rédigée et écrite par le malade lui-même, doyen et professeur de la Faculté de médecine de l'une des grandes capitales de l'Europe, ainsi que le *procès-verbal rédigé par deux des six académiciens* devant lesquels j'ai opéré Liot, qui est le sujet de la dixième observation.

Lorsque ces deux observations furent publiées dans le *Bulletin de l'Académie de médecine*, je réclamai ces deux pièces pour les joindre à un travail que j'avais l'intention d'adresser à une académie d'Angleterre. Malgré de nombreuses démarches pour qu'on me les rendît, elles n'ont pu être *retrouvées*... Elles sont, peut-être, restées entre les mains de celui qui avait voulu faire disparaître du journal officiel de l'Académie la mention de l'adoption du *rapport* de M. Lagneau.

V. — Evidemment, si la stricturotomie, expérimentée pendant plus de dix ans sous les yeux d'une Commission académique, qui en a reconnu les avantages, avait reçu l'encouragement qu'on a donné au malencontreux procédé Reybard, un certain nombre de malades que ce procédé a conduits au tombeau vivraient encore. En outre, quelques confrères qui ont trop légèrement adopté le procédé du chirurgien lyonnais pour le rejeter ensuite, auraient plus tôt pratiqué la stricturotomie, si bien décrite dans le rapport de M. Lagneau.

Enfin, de nouveaux résultats déplorables n'auraient pas donné raison à l'honorable président du Conseil de santé des armées, M. Bégin, qui s'est opposé autant qu'il l'a pu à ce

que l'on encourageât par un prix la manière de faire de
M. Reybard, deux malades opérés sous les yeux de la Commission dont il était rapporteur ayant succombé dans les
vingt-quatre heures qui suivirent l'opération.

CINQUIÈME DOCUMENT.

*Le moyen d'éviter la ponction de la vessie et l'urétrotomie
périnéale non accepté par la Société de chirurgie.*

Je reproduis ici la lettre que j'ai adressée à la Société de
chirurgie, parce qu'elle démontre : que j'ai fait tout ce qu'il
était en mon pouvoir de faire, pour mettre les honorables
confrères qui composent cette Société à même de bien apprécier les avantages de la stricturotomie ; je désirais leur
faire connaître mon procédé de dilatation des rétrécissements de l'urètre, à l'aide de bougies olivaires en baleine et
en gomme élastique, procédé pour lequel l'Académie des
sciences m'a décerné, le 2 février 1857, une récompense de
1,000 fr., et les déterminer à éviter ainsi ces graves et compromettantes opérations de la ponction de la vessie et de
l'urétrotomie périnéale (la boutonnière).

J'espérais également leur démontrer que c'est à l'usage
généralement adopté de mes sondes élastiques à bout olivaire, qu'on doit de ne plus faire aujourd'hui ces fausses
routes qu'on faisait si souvent autrefois, en sondant les malades affectés d'une inflammation chronique de la prostate,
l'olive qui termine l'extrémité conductrice empêchant cette
extrémité de s'engager dans les lacunes de l'urètre.

Voici cette lettre :

Paris, 18 juillet 1855.

Monsieur le Président,

La Société de chirurgie a acquis des titres à la reconnaissance des travailleurs en se constituant, comme elle l'a fait,
tribunal d'honneur, et en empêchant l'*un des siens* de s'approprier la méthode de *stricturotomie* de dedans en dehors
et d'arrière en avant, que j'emploie depuis 1827.

L'intéressante discussion qu'a provoquée la prétention fort
étrange de M. Maisonneuve, les discours qu'ont prononcés
à cette occasion plusieurs de messieurs vos collègues, et
surtout celui de M. Vidal, rendront de véritables services
aux praticiens, en dissipant certaines illusions qui les por-

taient à essayer l'emploi de la manière de faire tout à fait irrationnelle de M. Reybard. — Le prix d'Argenteuil ayant été décerné à ce chirurgien, qui a eu la déplorable idée de rendre plus profondes, *et par conséquent* DANGEREUSES, *mes bienfaisantes incisions intra-urétrales de dedans en dehors et d'arrière en avant*, et non à l'auteur du PERFECTIONNE-MENT LE PLUS IMPORTANT APPORTÉ AUX MOYENS CU-RATIFS DES RÉTRECISSEMENTS DE L'URÈTRE, *comme l'a voulu le fondateur de ce prix*, la science et l'humanité avaient intérêt, et un très-grand intérêt, à ce que les différentes questions que votre savante Société a résolues fussent débattues, ainsi qu'elles l'ont été, par des hommes laborieux dont les travaux rappellent ceux de l'ancienne Académie de chirurgie, et qu'on fût fixé sur la valeur du procédé de notre confrère lyonnais.

Le véritable auteur de la méthode des incisions intra-urétrales de dedans en dehors et d'arrière en avant, que M. Maisonneuve vous a présentée comme *sienne*, n'ayant pas été nommé, permettez-moi de vous prier de réparer cet oubli.

Vous trouverez, monsieur le Président, dans le rapport que je joins à cette lettre, et surtout dans la note que j'ai placée au bas de la neuvième page de ce rapport, QUI A ÉTÉ ADOPTÉ A L'UNANIMITÉ *et sans la moindre objection*, par *l'Académie de médecine, la preuve* QU'AVANT L'ANNÉE 1831 *je faisais, dans les rétrécissements urétraux* DES INCISIONS DE DEDANS EN DEHORS, *et plus ou moins profondes, suivant l'indication, pour en obtenir la guérison complète* (¹).

(¹) Voici en quels termes le secrétaire de la Société de médecine pratique a rendu compte de la communication que je fis à cette Société, le 7 avril 1831 :

« Notre confrère M. Guillon (dit M. Moret) *fait voir l'urétrotome* « dont il avait entretenu la Société dans une séance précédente. Cet « instrument, fort ingénieux, consiste en une sonde de laquelle sortent « plusieurs lames tranchantes, *au moyen desquelles on fait des* INCISIONS « *plus ou moins profondes dans l'urètre, suivant l'indication.* — Il y en « a de droites, de courbes et de flexibles. Les lames sont placées sur « un côté seulement, sur toute la circonférence de l'instrument.

« M. Guillon communiquera à la Société *un assez grand nombre d'ob-* « *servations* qu'il a recueillies sur l'heureux emploi de l'urétrotome. »

Puisque j'avais, en 1831, un assez grand nombre de faits concluants, je devais employer ce mode de traitement depuis plusieurs années.

En outre, j'aurai l'honneur de vous faire observer que mon *stricturotome*, dont Tanchou s'était emparé en 1835, et qu'il m'a restitué dès que je le lui eus réclamé, se trouve représenté dans le livre que ce confrère publia à cette époque ; et qu'il suffit de voir la figure de cet instrument pour être convaincu qu'avec lui on ne peut inciser les rétrécissements urétraux que de dedans en dehors et d'arrière en avant.

Permettez-moi, monsieur le Président, d'appeler votre attention sur les passages ci-après, que renferme le rapport de la Commission qui a suivi mes expérimentations pendant dix années consécutives, rapport qui n'a été contesté par aucun académicien et par aucun compétiteur au prix d'Argenteuil.

Il est dit , 1° à la page 9 : « que c'est M. Guillon qui *a* « *attaqué le premier de dedans en dehors et d'arrière en* « *avant, avec une grande précision, les rétrécissements situés* « *profondément dans l'urètre;* » 2° à la page 14 : « qu'il suffit « ordinairement d'un petit nombre de séances, à quelques « jours d'intervalle, pour obtenir la guérison. L'instrument, « parfaitement conçu, agit avec une facilité et une précision « vraiment remarquables. Les incisions sont toujours exécu- « tées avec une grande promptitude, et, loin d'occasionner « de vives douleurs aux malades qui les subissent, la plu- « part ont de la peine à se persuader qu'ils soient déjà « opérés; » 3° page 15 : « Par cette méthode, on obtient, dès « la première séance, l'élargissement de l'urètre affecté des « rétrécissements les plus durs, et, par conséquent, les plus « rebelles. *C'est un fait important et nouveau.* Ce résultat « instantané laisse bien loin derrière lui tout ce qu'on a « obtenu des autres modes de traitement employés jusqu'à « ce jour. La méthode est aussi sûre qu'elle est prompte « dans ses résultats; » 4° page 16 : « Les guérisons obtenues « ont été durables, et tout à fait radicales; » 5° page 17 : « Ce traitement a été employé sous les yeux de la Commis- « sion pendant dix années ; *elle se déclare complétement édi-* « *fiée sur les résultats.*

« Parmi les malades que nous avons observés, quelques- « uns étaient affectés de rétrécissements *considérés comme in-* « *franchissables* ; d'autres étaient obligés, chaque fois qu'ils « voulaient uriner, d'élargir préalablement le canal au

« moyen de corps dilatants ou bien de s'astreindre à porter
« nuit et jour des bougies ou des sondes dans l'urètre; chez
« certains sujets, les coarctations avaient produit une incon-
« tinence d'urine habituelle; chez plusieurs, l'urètre s'était
« rompu en arrière de l'obstacle qui s'opposait à l'émis-
« sion de l'urine, d'où étaient résultées des fistules uri-
« naires nombreuses, compliquées d'abcès à la prostate ;
« un entre autres, par suite d'infiltration urineuse brusque
« et abondante, avait eu tout le scrotum et la plus grande
« partie des téguments de la verge frappés de gangrène.
« Enfin, nous avons vu plusieurs malades chez lesquels les
« rétrécissements entraînaient un état d'impuissance qui a
« cessé aussitôt que leur guérison a été obtenue. »

Ce rapport renferme, de la page 18 à la page 36, dix observations pouvant servir de *types*. L'une d'elles a été rédigée
par le malade lui-même, professeur et doyen de la Faculté
de médecine de l'une des grandes capitales de l'Europe.
6° page 36 : « Il n'est pas arrivé à la connaissance de la
« Commission que M. Guillon ait perdu *un seul malade* des
« suites de ses incisions intra-urétrales, ce qu'elle est loin de
« pouvoir dire de plusieurs autres méthodes... »

J'ajouterai que jusqu'à ce jour, et bien que j'aie pratiqué
des incisions dans quelques centaines d'urètres , et que, par
mes différentes espèces d'opérations intra-urétrales, je sois
arrivé à un chiffre d'environ deux mille guérisons, je suis
assez heureux pour n'avoir point encore à déplorer la perte
d'un seul malade des suites de ces diverses opérations.

Je suis entré dans tous ces détails, monsieur le Président, j'ai présenté cet extrait du rapport de M. Lagneau
qui peut contribuer à vous édifier sur les avantages que j'ai
obtenus sous les yeux de la Commission dont cet honorable académicien était rapporteur, parce que plusieurs de
MM. vos collègues ont déclaré qu'il existe des rétrécissements fibreux, urétraux, *incurables*, et qu'il y en a *d'infranchissables*, nécessitant, soit la PONCTION DE LA VES-
SIE, soit L'URÉTROTOMIE PERINÉALE. — Or, comme je
n'ai point encore trouvé de rétrécissements réellement incurables, ni de rétrécissements infranchissables, bien que
j'aie vu un assez bon nombre de coarctations que des confrères fort habiles croyaient infranchissables, ayez la bonté

de dire à MM. vos collègues qu'à mon retour de Vichy, vers la fin du mois prochain, *je serai à leur disposition pour leur démontrer : 1° qu'en agissant convenablement on peut toujours* GUÉRIR *les rétrécissements* FIBREUX ; 2° *qu'avec des bougies en baleine, bien dirigées, on franchit facilement les prétendus rétrécissements* INFRANCHISSA-BLES, et on élargit très-rapidement *les prétendus rétrécissements* NON DILATABLES ; 3° que *la ponction de la vessie* est pratiquée trop légèrement aujourd'hui ; 4° qu'un de nos habiles chirurgiens, M. Demarquay, l'a vue deux fois entraîner la mort des opérés ; 5° qu'elle *doit être abandonnée* de nouveau, ainsi que *cette* GRAVE URETROTOMIE PE-RINEALE ; 6° enfin, que nos maîtres avaient eu raison de rejeter de la chirurgie française ces deux opérations compromettantes.

Permettez-moi de le faire remarquer en terminant : puisque je n'ai perdu aucun malade des suites de mes différentes espèces d'opérations intra-urétrales, la responsabilité de MM. vos collègues, à qui il conviendrait de me donner des malades, que je traiterai gratuitement, ne peut être gravement compromise. En outre, je serai très-heureux de pouvoir leur être agréable.

Agréez, je vous prie, monsieur le Président, l'expression de mes sentiments les plus dévoués.

GUILLON, D. M. P.,
Ex-chirurgien consultant du roi.

Paris, 18 juillet 1855.

Voici la réponse qui m'a été adressée au nom de la Société de chirurgie.

Société de Chirurgie de Paris.

Le 27 juillet 1855.

Monsieur et très-honoré Confrère,

J'ai l'honneur de vous informer que la Société de chirurgie, après avoir entendu dans la dernière séance, en comité secret, la lecture de la lettre que vous lui aviez adressée, a décidé qu'elle serait déposée aux archives avec le rapport qui l'accompagnait.

Agréez, je vous prie, monsieur et très-honoré confrère, l'assurance de ma considération distinguée.

Signé : MARJOLIN.

Je ferai remarquer que cette lettre de M. le secrétaire de la Société de chirurgie confirme complétement le titre de ce document; et, quoi qu'il en soit, je proteste toujours énergiquement contre la réintégration de la ponction de la vessie et de l'opération de la boutonnière dans notre chirurgie française, d'où les Desault, les Chopart, les Boyer, les Dubois, les Dupuytren l'avaient bannie, et je proteste avec d'autant plus de raison qu'on peut les éviter facilement.

Je pourrais placer ici plusieurs pièces constatant que j'ai évité la ponction de la vessie et l'opération de la boutonnière à plusieurs malades, auxquels des confrères d'une grande réputation les avaient conseillées ; mais je me contenterai de mettre sous les yeux du lecteur la lettre ci-après que m'a adressée en 1854 M. Thomas, l'un de nos chirurgiens les plus éminents, et aujourd'hui professeur de clinique chirurgicale à l'École préparatoire de médecine de Tours, ainsi que la relation d'un fait qui démontre que nos confrères de médecine militaire, eux, accueillent avec empressement ce qui peut être utile à leurs malades.

J'espère que ces deux documents suffiront pour fixer l'opinion sur les prétendus rétrécissements infranchissables ou non dilatables auxquels M. Syme et ses partisans remédient en ouvrant l'urètre au moyen du bistouri.

I. — *Rétrécissements considérés comme infranchissables.*

Tours, 20 juillet 1854.

Mon cher confrère,

Je vous apprendrai avec plaisir que le jeune homme que je vous ai conduit à Paris en octobre 1850 est complétement guéri de ses rétrécissements de l'urètre, et qu'il vient de se marier.

Vous vous rappelez peut-être que les difficultés d'uriner

5

dataient de plusieurs années, et que le malade avait éprouvé de fréquentes rétentions d'urine ; que l'introduction des bougies, qui avait été possible dans les premiers temps, était devenue impraticable dans les deux dernières rétentions d'urine, et les accidents qui s'étaient développés alors avaient été si sérieux que nous avions pensé à vider la vessie au moyen de la ponction. Mais ce moyen extrême ne fut pas mis en usage, parce que nous étions parvenus à faire uriner le malade à l'aide d'injections forcées ; depuis ces accidents, le malade urinait goutte à goutte ou par un jet filiforme. Le cathétérisme étant devenu impraticable, et considérant les rétrécissements comme infranchissables par les moyens ordinaires, je me décidai à vous conduire ce malade. Je dois vous le répéter, mon cher confrère, je fus émerveillé de la facilité avec laquelle vous avez franchi les rétrécissements au moyen de vos bougies en baleine. La seconde partie du traitement (la dilatation et les incisions urétrales) n'a pas été moins heureuse ; le malade, comme je vous le dis en commençant ma lettre, est complétement guéri.

Veuillez agréer, mon cher confrère, l'expression de mes sentiments les plus distingués.   Signé : THOMAS.

Professeur d'anatomie à l'Ecole préparatoire
de médecine de Tours.

II. — *Élargissement rapide des rétrécissements considérés comme non dilatables.*

Un professeur à l'école de médecine du Val-de-Grâce, l'honorable M. Lustreman, aussi modeste que savant, m'ayant prié de lui enseigner le moyen d'éviter à l'un de ses malades l'urétrotomie périnéale, à laquelle plusieurs confrères l'engageaient de recourir, je vais reproduire ici ce qu'on lit à ce sujet, dans le COSMOS du 15 décembre 1854.

Je le fais avec d'autant plus de plaisir, que les espérances exprimées dans cet article par le savant abbé Moigno se sont réalisées, l'Académie des sciences m'ayant fait l'honneur, au commencement de cette année, de me placer, pour la troisième fois, au nombre de ses lauréats.

« Nous avions été surpris, dit-il à la page 665 du tome V, de lire dans les comptes rendus, que M. Guillon avait demandé et obtenu l'autorisation de reprendre les pièces présentées par lui au concours des prix de médecine et de chirurgie. Il nous avait semblé que la méthode de traitement des rétrécissements infranchissables que M. Guillon soumettait au jugement de l'Académie, surtout après les succès dont elle avait été récemment couronnée au Val-de-Grâce, était assez importante pour inspirer à son auteur une confiance absolue, et lui enlever la pensée de se retirer du concours. M. Guillon, en effet, n'abandonne pas ses droits et ses espérances; mais l'impossibilité où il s'est trouvé de faire constater officiellement l'excellence de sa méthode le force d'attendre à l'année prochaine. Le but qu'il poursuit, et dans lequel nous l'avons appuyé de toutes nos forces, est de prouver qu'il n'y a pas réellement de rétrécissements infranchissables ; qu'il faut absolument renoncer à l'opération douloureuse et barbare de la boutonnière, condamnée et proscrite par les Chopart, les Boyer, les Dubois, les Dupuytren, et à laquelle, cependant, quelques professeurs des Facultés de Paris et de province ont encore le courage de recourir. Un des consciencieux médecins du Val-de-Grâce avait prévenu M. Guillon de la présence dans son service d'un malade atteint de rétrécissements qui, depuis huit mois, n'avaient pu être franchis, et toujours avec des accidents graves, qu'au moyen de bougies de trois millimètres de diamètre. C'était une bonne occasion de mettre de nouveau en évidence l'efficacité de sa méthode opératoire ; M. Guillon fit immédiatement appel à la Commission des prix Montyon, laquelle, n'étant composée que de médecins, demanda l'adjonction d'un chirurgien. L'Académie fit droit à cette demande, et pria la commission ainsi complétée de suivre l'opération. *Mais M. Guillon est l'homme éprouvé au delà de ce qu'on peut dire;* l'illustre chirurgien de l'Académie se refusa nettement à la constatation qu'on attendait de lui. L'opération a donc dû être pratiquée sans lui, en présence de M. Lustreman, au service duquel appartenait le malade, et de cinq autres chirurgiens du Val-de-Grâce, MM. Billot, Collignon, Guéraud, Hayer et Paulet ; comme toujours, elle a été facile, prompte et efficace : au bout de quelques minutes, les coarctations étaient franchies avec une bougie à renflement de 3 à 6 millimètres. Reste maintenant à guérir les rétrécissements prétendus incurables par *le procédé si sûr des incisions intra-urétrales, d'arrière en avant.* Ce procédé, quoique couronné en 1852, sous le nom de M. Reybard, appartient très-certainement à M. Guillon (nous l'avons prouvé jusqu'à l'évidence), aussi bien que l'instrument ou l'urétrotome à l'aide duquel on le pratique, et *le sarcotome avec lequel depuis plus de vingt ans M. Guillon excise les valvules et les autres excroissances morbides du col de la vessie.* Si l'habile chirurgien s'éloigne un instant du concours, c'est pour mieux assurer sa victoire, pour réunir un plus grand nombre de faits à l'appui de ses succès et de ses droits méconnus. Il est impossible que tôt ou tard on ne lui rende enfin une solennelle justice ; nous appelons ce jour de tous nos vœux. »

La lettre de M. le professeur Thomas, qui fit 120 lieues pour que je lui enseignasse le moyen de vaincre les rétrécissements urétraux prétendus infranchissables, afin de pouvoir l'enseigner ensuite lui-même à ses élèves, et la conduite de M. le professeur Lustreman, mettent tellement en relief la déplorable indifférence des deux ou trois confrères qui ont empêché la Société de chirurgie d'accueillir favorablement ma proposition, que je ne peux résister au désir de rapporter ici, en terminant, ce qu'on lit dans *l'Union médicale* du 6 mars 185_, dans les causeries hebdomadaires du caustique et spirituel M. Amédée Latour.

« Supposons, dit-il, ce qu'il plaise à Dieu, et que je désire
« de tout mon cœur aux pauvres malades, qu'un de nos
« confrères trouve, en effet, une méthode de traitement effi-
« cace et sûre contre les rétrécissements de l'urètre qui
« sont le désespoir des malades et du médecin, croyez-vous,
« voyons, sans fausse pruderie, qu'il soit prudent d'en faire
« juges les spécialistes et de les forcer à élever sur le pa-
« vois un concurrent rival ?

« Serait-il plus prudent d'en confier l'examen aux chirur-
« giens dits *encyclopédistes* qui haïssent les spécialités, et
« dont les efforts tendent à les détruire ?... »

Pour démontrer que le père de la médecine n'avait pas d'antipathie pour les spécialités, et qu'il voulait au contraire que les malades fussent adressés à ceux qui avaient l'habitude de pratiquer certaines opérations graves, je rappellerai les passages ci-après du serment d'Hippocrate :

» Je jure par Apollon médecin, par Hygie (¹), par Pana-
« cie (²), et par tous les dieux et les déesses que je prends à
« témoin, que j'accomplirai de tout mon pouvoir et selon
« mes connaissances ce serment tel qu'il est écrit. Je re-
« garderai comme mon père celui qui m'a enseigné la mé-
« decine. Je regarderai ses enfants comme mes propres
« frères. S'ils veulent apprendre cet art, je le leur enseigne-
« rai sans argent ni obligation par écrit ; je leur ferai con-
« naître les principes, je leur donnerai des explications
« étendues ; je leur communiquerai généralement toute la
« doctrine comme à mes enfants, à eux et aux disciples qui
« auront été immatriculés, et qui auront prêté serment sui-
« vant l'usage de la médecine, mais non à d'autres qu'à
« ceux-là. Je conserverai ma vie pure et sainte, aussi bien
« que mon art. *Je ne taillerai pas les personnes qui ont*
« *la pierre ; je laisserai cette opération à ceux qui en font*
« *profession.* »

SIXIÈME DOCUMENT.

Quelques explications au sujet des rétrécissements difficiles à franchir, et sur une découverte que M. Heurteloup croit avoir faite.

Je suis parfaitement convaincu qu'il n'y a pas de rétrécissements urétraux infranchissables pour le chirurgien qui emploie des bougies convenables. Je l'ai déjà dit, et c'est la
vérité, je n'en ai point trouvé que je ne sois parvenu à
franchir. — Cette déclaration m'oblige à donner quelques explications sur un malade que j'ai adressé à M. Heurteloup,
et à prouver que ce confrère ne proscrit plus aujourd'hui
l'emploi des bougies.

Lorsque M. Heurteloup me pria, avec instance, le 12 avril
1853, de lui adresser, quand je le pourrais, un malade affecté de ces rétrécissements urétraux qui sont trop souvent

(¹) Déesse de la Santé.
(²) Déesse de la Guérison.

considérés comme infranchissables et non dilatables, il me
fit la promesse, en termes bien clairs, bien précis : — de
me renvoyer, le lendemain ou le surlendemain, cette personne, après l'avoir débarrassée *immédiatement de ses rétrécissements de l'urètre.* — Et dans le cas où il n'aurait pu
obtenir le résultat qu'il espérait, il promettait de me la renvoyer en avouant très-franchement et loyalement son impuissance. — Il ajouta : « Moi non plus je n'ai encore trouvé
aucun rétrécissement infranchissable... »

Comme il affirmait pouvoir procurer à mon malade *une
guérison immédiate*, j'aurais cru commettre un acte d'inhumanité si je n'avais pas accepté cette double proposition, à
la sincérité de laquelle je devais croire.

Le 16 avril, j'adressai M. Fraigneau à M. Heurteloup. Il
était dans un état assez satisfaisant, car dans une lettre que
j'ai retrouvée, et à la date du 11 du même mois, cinq jours
auparavant, il m'écrivait ce qui suit :

« Je vais bien en ce moment, j'urine beaucoup mieux ; il
« y a eu hier toute la journée un jet de bonne dimension. »

La date de cette lettre prouve donc que M. Heurteloup
n'était pas fondé à déclarer, à la page 74 du premier mémoire
qu'il a publié en 1855 : « que ce malade *venait le trouver, le
« 16 avril, sur l'invitation pressante de M. Cosson,* » puisque
ce malade lui était adressé par moi.

Je dois maintenant redresser plusieurs autres erreurs de
M. Heurteloup sur le traitement *incomplet* de M. Fraigneau
en 1846.

C'est le 7 août 1846 (j'appelle l'attention sur cette date) que
M. Fraigneau vint réclamer mes soins, n'urinant que goutte
à goutte. — Après avoir dilaté tous les deux jours ses rétrécissements, et avoir reconnu que ces coarctations, *au nombre
de trois, s'étendaient de trois à cinq pouces,* je pratiquai la
stricturotomie le 25 du même mois. Le rétrécissement le plus
rapproché du méat urinaire n'occupait que la moitié su-
périeure de l'urètre ; les deux autres étaient circulaires.
L'élargissement obtenu immédiatement par cette opération
permit à M. Fraigneau de reprendre ses occupations, qui
étaient nombreuses à cette époque ; mais il négligea la dilatation consécutive, malgré les recommandations que je lui
avais faites à ce sujet, et son traitement resta incomplet.

Puisqu'il ne s'est écoulé que dix-huit jours entre ma première séance de dilatation et l'opération, et qu'il n'y a eu que neuf séances qui furent employées à la dilatation, puis à l'exploration des rétrécissements, M. Heurteloup n'était pas dans le vrai, quand il écrivait ce qu'on lit à la page 73 : « Ce traitement préparatif *dura deux mois,* pendant lesquels « M. Fraigneau allait se faire dilater tous les deux jours. » — Puis il ajoute : — « Jamais je ne fais de ces traitements « préparatifs qui durent si longtemps ; je procède *immédia-* « *tement* à désoblitérer le canal » (le mot immédiatement est en italique).

Ma réponse à cette assertion est celle-ci : 1° M. Heurteloup n'a pas renvoyé mon malade, malgré les promesses qu'il m'avait faites ; 2° il l'a gardé, malgré le désir exprimé plusieurs fois par M. Fraigneau de venir réclamer de nouveau mes soins ; 3° ce n'est que le vingt-huitième jour, après deux essais infructueux, qu'il a commencé à désoblitérer l'urètre ; 4° si M. Heurteloup m'avait renvoyé M. Fraigneau, comme il l'avait promis formellement, j'aurais obtenu sa guérison complète beaucoup plus rapidement, *et il ne serait pas obligé aujourd'hui d'avoir recours aux bougies pour entretenir l'élargissement de l'urètre.*

Voici en quels termes M. Heurteloup, à la page 74, rend compte de ses deux tentatives infructueuses :

« *J'examinai M. Fraigneau les* 19 *et* 24 *avril, et ayant* « *besoin de modifications à des instruments que nécessitait le* « *cas que j'avais sous les yeux, je ne pus opérer que le* 12 « *mai* 1853. — Malgré le grand nombre d'instruments que « je possède, je suis, comme on le voit, quelquefois forcé « d'en faire disposer pour des cas particuliers. »

Je dois le faire remarquer, ce cas ne présentait rien de particulier ; — j'en vois souvent de semblables. Le devoir de M. Heurteloup était donc, après ces deux essais infructueux, de me renvoyer ce malade, en convenant très-loyalement qu'il n'avait pu obtenir les résultats satisfaisants qu'il avait espérés...

Voici deux autres erreurs que je reproche à M. Heurteloup. — Elles sont exprimées en ces termes à la page 73 :

« M. Fraigneau allait se faire dilater *tous les deux jours ,* « et au bout de deux mois M. le docteur Guillon introduisit

« dans l'urètre un instrument armé de lames, avec lesquelles
« le canal, *à l'endroit des rétrécissements*, fut divisé dans
« plusieurs directions. — Cette opération produisit une
« perte de sang qui, suivant le malade, ne fut pas considé-
« rable (pas-le quart d'un verre) ; la douleur fut supporta-
« ble ; seulement cette douleur fut assez vive, lors de l'émis-
« sion des urines, pour arracher des larmes au malade. »

Puisque, ainsi que je l'ai déjà dit, j'avais pratiqué ma
stricturotomie au bout de dix-huit jours, et non après deux
mois de dilatation (j'en ai la preuve écrite, que je pourrais
lui montrer), M. Heurteloup, cette fois encore, n'était pas
dans le vrai, lorsqu'il écrivait que mes dilatations avaient
duré deux mois. — En outre, je ferai observer que *je ne
divise pas les rétrécissements en plusieurs directions* : mes
incisions sont toujours faites longitudinalement.

Quant à la douleur que M. Fraigneau a éprouvée, en urinant, il l'aurait évitée s'il s'était servi d'une sonde pour uriner, ainsi que je le lui avais recommandé, et ainsi que je le
conseille toujours depuis trente ans, parce que c'est le contact
de l'urine avec les incisions intra-urétrales qui détermine la
fièvre ; et on l'évite ordinairement en prenant cette précaution le premier et le deuxième jour après l'opération.

« M. Fraigneau, ajoute M. Heurteloup, après avoir été
« opéré ainsi, fut pris inopinément d'une grande douleur
« testiculaire, accompagnée de gonflement. M. Guillon, ap-
« pelé, ordonna des applications froides ; le malade s'en *étant
« trouvé plus mal*, appela M. Cosson ; celui-ci employa les
« moyens largement antiphlogistiques, qui firent cesser les
« accidents. »

Je n'ai qu'une réponse à faire à ces assertions de M. Heurteloup : elles sont complétement erronées ; il y avait longtemps que je ne donnais plus de soins à M. Fraigneau, quand
l'inflammation du testicule se développa. Il demeurait cité
du Vauxhall, près la Porte Saint-Martin, à Paris, lorsque
je l'ai opéré en août 1846. — Et, lorsqu'il fut pris de cette
orchite, il habitait les Batignolles.

A ma première visite, je lui donnai le conseil d'appeler
immédiatement son médecin ordinaire, M. Cosson, n'étant
pas dans l'habitude de conserver les malades que nos con-

frères m'adressent pour les traiter de ces affections dont je m'occupe plus spécialement : voilà l'exacte vérité...

M. Heurteloup continue en ces termes :

« M. Fraigneau se rétablit de cet accident ; mais le rétré-
« cissement revint, soit malgré les sondes, *soit aussi parce*
« *qu'il négligea de les employer.* M. Fraigneau aurait peut-
« être raison de dire *soit à cause des sondes ;* encore une
« fois, la plus grande cause de la dureté des rétrécissements
« est la sonde. »

Je le répéterai : M. Fraigneau n'avait point achevé son traitement, en négligeant la dilatation consécutive à l'époque où elle produit des résultats satisfaisants ; et c'est cette né-gligence, dont il convient, qui fut la cause des accidents qu'il a éprouvés en 1853, et que je lui ai toujours prédits chaque fois que je l'ai rencontré.

Mais puisque M. Heurteloup, tout en employant les corps dilatants, n'en convient pas ; puisqu'il annonces qu'il ob-
« tient les guérisons *sans avoir recours à la dilatation,*
« *sans excision, etc.,* » *bien qu'il emploie la dilatation et l'excision,* ainsi que je pourrais le prouver, — je me con-tenterai actuellement de mettre sous les yeux du lecteur ce passage d'une lettre qui m'a été donnée par un malade, il y a quelques mois, et qui porte la date du 15 septembre 1856 :

« CONTINUEZ, écrivait-il à son malade, *l'introduction de*
« *votre bougie pendant quelque temps, cela* ENCORE *quinze*
« *jours.* »

« Écrivez-moi.....

« Mille compliments.

« Signé : baron HEURTELOUP. »

Je le déclare franchement, personne plus que moi ne rend justice au talent et aux travaux de M. Heurteloup ; — aussi éprouvé-je un vif regret que, *trop oublieux,* il m'ait mis dans la nécessité de produire ces justifications.

De la guérison des écoulements urétraux anciens.

Mon honorable confrère commet encore une erreur grave quand, dans son deuxième mémoire, publié en 1855, sur l es rétrécissements de l'urètre, il dit à la page 20 : « QU'IL

« **VIENT DE DÉCOUVRIR** *qu'en faisant une opération chirur-* « *gicale on faisait disparaître les écoulements chroniques,* » mais sans faire connaître le genre d'opération. — Cette découverte, si découverte il y a, est consignée dans une note où j'ai indiqué, dix ans auparavant, que j'obtenais ces résultats par ma stricturotomie.

Voici un extrait de cette note publiée dans la *Gazette des hôpitaux* du 1er mars 1845 :

« Pour tarir les écoulements anciens, pour mettre fin à ce qu'on nomme la goutte militaire, il faut remonter à la cause. Cette cause est le plus ordinairement locale ; mais dans d'autres circonstances l'écoulement est entretenu par une disposition générale du sujet.

« Lorsqu'un écoulement persiste plusieurs mois, il est presque toujours entretenu par un état maladif local qui rétrécit l'aire du canal, et qu'on désigne ordinairement sous le nom de rétrécissement. C'est donc cette cause qu'il faut guérir par un traitement convenable, si l'on veut faire cesser l'écoulement urétral qu'elle produit ou entretient.

« Quand il existe un rétrécissement, je commence par le détruire le plus promptement possible ; et lorsqu'il a complétement disparu, si l'écoulement persiste, dans certaines circonstances j'ai recours à des pommades. — Celle que j'emploie le plus fréquemment est composée d'une partie de proto-chlorure de mercure, d'une partie d'extrait de belladone, de deux parties d'extrait de ratanhia, et de six à douze parties de cérat ou d'axonge. On porte ces pommades dans l'urètre au moyen d'une petite seringue élastique qu'on fait avec deux bouts de sonde très-flexibles introduits l'un dans l'autre.

« Quoi qu'on ait pu dire, *je le déclare formellement :* CE N'EST POINT AVEC DES POMMADES QUE JE DÉTRUIS LES RÉTRÉCISSEMENTS ; *c'est ordinairement par des incisions plus ou moins nombreuses et plus ou moins profondes, suivant l'indication.* — La prétention de détruire les rétrécissements avec des pommades ne me paraît, jusqu'à présent, s'être présentée à l'esprit d'aucun homme sérieux....

« Si l'écoulement ancien, si ce qu'on nomme la goutte militaire est dû à une inflammation chronique de la prostate,

des glandes de Cowper, du verumontanum, etc., on doit
traiter convenablement ces affections, et l'écoulement dis-
paraîtra avec la cause qui le produisait.

« Dans les écoulements sans rétrécissements de l'urètre, et
qui sont entretenus par cette disposition dartreuse signalée
par les auteurs, on doit réunir un traitement interne au
traitement local approprié. »

SEPTIÈME DOCUMENT.

Calculs vésicaux enchatonnés ou enkystés, déclarés incurables.

M. Civiale l'a déclaré à l'Académie des siences, en réponse
aux réclamations adressées à cet illustre corps savant par
M. Heurteloup et par moi ; il n'emploie que ses instruments à
lui, pour pratiquer la lithotritie, c'est-à-dire les instruments
droits. — Or, les premiers instruments droits ayant été inventés et expérimentés par son compatriote, M. le docteur
Fournier de Lempdes, il reste à notre très-honorable confrère, M. Civiale, le seul mérite de les avoir employés le premier sur l'homme vivant.

Comme avec les instruments droits, avec sa pince à trois
branches, il est impossible de mettre fin aux souffrances des
malades affectés de calculs vésicaux *enchatonnés et enkystés,*
on lira, je crois, avec intérêt le mémoire ci-après, adressé
par un des élèves distingués de l'école de Paris, M. le docteur de Arrastia, à l'Académie de médecine. Ce mémoire a
été inséré dans le *Moniteur des hôpitaux,* l'année dernière.

Mais auparavant je dois faire connaître la conduite que
M. Civiale conseille de tenir pour ces sortes de cas, en co-
piant ce qui suit dans son livre, où se trouve consigné le
premier emprunt qu'il m'a fait, en 1836, c'est-à-dire les
cuillers larges et peu élevées du brise-pierre que j'avais
fait faire en 1833 (¹).

(¹) Voici ce qu'on lit dans la *Gazette des Hôpitaux* du 26 septembre
1833, dans le procès-verbal de la Société de médecine pratique du
1er août, présidence du baron Ant. Dubois :

« M. Guillon annonce qu'il vient de faire confectionner un lithotri-

Voici ce qu'on lit, à la page 403, dans son *Parallèle entre les divers procédés de la lithotritie :*

« C'est en dénaturant les faits pratiques et en s'appuyant
« de documents altérés, qu'on est parvenu à faire entrer
« dans la tête de quelques personnes l'opinion que la litho-
« tritie entraîne vraiment des *suites désastreuses.*

« On a présenté les nouveaux procédés sous des couleurs
« si séduisantes, que beaucoup de personnes ont pu croire
« qu'ils allaient permettre d'*escamoter* la pierre. L'expè-
« rience n'a pas tardé à dissiper l'illusion. »

On le voit, même en s'appropriant le premier perfectionnement que j'avais ajouté à l'instrument de M. Heurteloup,
M. Civiale préférait toujours, en 1836, les instruments d'é-
videment, la pince à trois branches, et le foret ! !

A la page 68, M. Civiale indique ainsi la position qu'il
donne aux calculeux qu'il doit opérer :

« Le malade est sur son lit, couché HORIZONTALEMENT
« sur le dos, le bassin soulevé par un coussin roulé dans un
« drap, les jambes écartées et les cuisses légèrement flé-
« chies. » — Et à la page 76, on lit ce qui suit :

« D'après ce que j'ai dit du mécanisme de l'instrument
« courbe et à deux branches, il est facile de concevoir la
« manière dont on doit s'en servir. Les préliminaires de
« l'opération, — la position du malade et celle du chirur-
« gien, — *ne présentent rien de particulier.* — Après avoir
« monté, chauffé et *huilé* l'instrument, on l'introduit comme
« sonde ordinaire à petite courbure. Lorsqu'il est parvenu
« dans la vessie, on s'assure de la position du calcul ; on
« ouvre l'instrument en tirant sur la rondelle de la tige in-
« térieure, ou on écarte les branches d'une étendue propor-
« tionnée au volume présumé de la pierre. On exécute
« quelques légers mouvements de quart ou de demi-rota-

« teur au moyen duquel les calculs vésicaux sont, dans le plus grand
« nombre des cas où la lithotritie est praticable, *pulvérisés presque*
« *instantanément* et le détritus entraîné au dehors. »

Il a été facile à M. Civiale, membre de cette Société, d'avoir des
renseignements sur ma communication par feu Nauche, à qui j'ai
donné de longues explications sur mon instrument, et même de trouver l'ouvrier qui l'avait confectionné. Il a eu assez de temps pour cela.
— Mon but, en faisant cette communication, était de prendre date.

« tion et d'inclinaison ; et quand les branches appuient sur
« le corps étranger, on les rapproche, mais en procédant
« avec lenteur et sans secousse. Si la pierre n'est point prise,
« ou si elle échappe, on ouvre de nouveau l'instrument, et
« ainsi de suite, jusqu'à ce que le calcul se trouve convena-
« blement placé, résultat qu'on obtient quelquefois avec
« peine et seulement après de longs tâtonnements. Mais
« lorsque le HASARD a placé les deux branches sur les points
« correspondants du centre de la pierre, on les rapproche
« fortement. »

A la page 77, M. Civiale déclare « que ces recherches de
« la pierre sont très-douloureuses. »

On pourra conclure de ce qui précède que ma manière de
placer les malades, indiquée dans le mémoire de M. le docteur de Arrastia, diffère beaucoup de celle adoptée par
M. Civiale, et qu'elle constitue un perfectionnement très-
important dans la pratique de la lithotripsie. Elle évite,
d'une part, les douleurs produites par les nombreux tâtonnements ; d'autre part, elle permet de débarrasser les calculeux en un petit nombre de séances, et très-souvent en une
seule.

A la page 295, on lit ce qui suit, dans son *Parallèle entre
la cystotomie et la lithotritie dans leur application aux cas
compliqués :*

« Si une vessie celluleuse renfermait des calculs assez vo-
« lumineux pour qu'il fût impossible de franchir l'orifice
« des cellules, et que toutes fussent logées dans la vessie, la
« cystotomie devrait être préférée; car la lithotritie, en
« morcelant les calculs, pourrait les rendre assez petits pour
« qu'ils parvinssent à s'insinuer dans les poches accessoi-
« res, d'où peut-être ne sortiraient-ils plus. Mais dans
« l'état actuel de la science, *il est impossible d'acquérir par
« avance aucune notion précise à cet égard.* »

Page 276 : — « Il en serait à peu près de même pour les
« cas où les cellules contiendraient en même temps des cal-
« culs trop volumineux pour franchir leur orifice. — L'opé-
« ration par l'une et l'autre méthode permettrait d'extraire
« les pierres *libres* dans la vessie ; — mais les instruments
« *n'atteindraient pas* celles que renfermeraient les cellules.

« *Ici, comme dans l'hypothèse précédente, le praticien est*
« *privé de données propres à le guider.*

« Les pierres développées dans les cellules envoient quel-
« quefois, dans la vessie, des prolongements même assez
« considérables, qui dépassent les orifices des poches. C'est
« à celles-là qu'on donne plus particulièrement le nom d'*en-*
« *kystées*; et c'est spécialement aussi sur elles que le génie
« chirurgical s'est exercé. Peut-être s'est-on trop occupé de
« ces cas, heureusement fort rares, et où les ressources de
« l'art sont le plus souvent d'une insuffisance désespérante.
« — Peut-être même est-ce sortir jusqu'à un certain point
« du cercle de la saine raison, que de vouloir chercher
« les moyens d'écarter les immenses difficultés qui se pré-
« sentent alors. Quoi qu'il en soit, l'immobilité ou la mobi-
« lité de la pierre, la position qu'elle occupe, le plus ou
« moins de saillie qu'elle fait dans la vessie, et la disposition
« que présente le chaton, constituent autant de différences
« notables qu'on *n'est jamais parvenu à constater*, par les
« moyens ordinaires, *que quand il n'était plus temps*, C'EST
« A DIRE APRÈS LA MORT. »

Page 298, M. Civiale ajoute : « *Je ne puis que répéter,*
« *après beaucoup d'autres, que l'expérience a mis dans le*
« *plus grand jour et l'inutilité et les dangers d'appliquer les*
« *procédés de l'art dans ces cas déplorables.*

« *Les meilleurs praticiens conseillent* DE NE TENTER AU-
« CUNE OPÉRATION, *toutes les fois qu'on peut acquérir d'a-*
« *vance la certitude que la pierre est enchatonnée.* »

Je dois le faire remarquer : « M. Civiale désigne sous le
« nom de pierre enkystée celle qui envoie un prolongement
« dans la vessie » (p. 292). — La dénomination de pierre
enchatonnée est celle qui convient. — Le calcul enkysté ne
fait point saillie dans le réservoir de l'urine.

Les deux observations qu'on va lire dans le mémoire ci-
après démontrent clairement les avantages qu'offre mon lithotripteur à levier et à évacuateur, sur les instruments
auxquels M. Civiale a le droit d'attacher son nom.

C'est au levier que je dois d'avoir pu extraire de son
chaton la seconde pierre de M. Lopez.

Quant à M. Pluyette, qui est toujours chef de bureau au
ministère des finances, et dont les calculs étaient *enkystés*, il

en a retiré l'avantage d'être débarrassé de ces pierres très-promptement. Un plus grand nombre de séances aurait pu déterminer une péritonite ou d'autres accidents fort graves et peut-être mortels. D'ailleurs, il aurait été impossible de faire pénétrer dans la cellule les instruments de M. Civiale.

HUITIÈME DOCUMENT.

Faits pratiques.

Mémoire adressé à l'Académie impériale de médecine par J. DE ARRASTIA, *de la Havane, docteur en médecine de la Faculté de Paris : — Sur la pulvérisation rapide et complète de calculs vésicaux, dont l'un, de six centimètres et demi de diamètre, était libre dans la vessie ; l'autre, de cinq centimètres de diamètre, était enchatonné ; et deux autres étaient enkystés ; — pratiquée par le docteur* GUIL-LON, *ancien chirurgien consultant du roi Louis-Philippe.*

EXTRAIT DU *Moniteur des hôpitaux* (MAI 1855).

L'Académie accueillant avec bienveillance les faits pratiques qui présentent de l'intérêt, j'ai l'honneur de lui adresser, avec ma thèse pour le doctorat, une observation dans le genre de celle que M. le docteur Cazenave lui a envoyée sur ce cas de lithotritie de pierre enkystée, décrit dans le *Bulletin de l'Académie de médecine* du 31 janvier 1856.

Ce fait pratique, dont j'ai été témoin, et dont le sujet est mon compatriote, prouve de nouveau qu'avec un bon instrument de lithotripsie, conduit avec habileté par une main exercée, on peut facilement, même *dans les cas de calculs enchatonnés, éviter cette grave opération de la taille, trop souvent mortelle.*

Je dois le faire remarquer tout d'abord, les opérations dont il s'agit, et qui ont été pratiquées sous mes yeux, présentent trois phases distinctes. La dernière surtout offre un intérêt réel au point de vue de l'extraction et de la pulvérisation très-rapide d'un calcul enchatonné, dont un autre chirurgien, fort habile, avait inutilement tenté l'extraction et le morcellement.

M. Lopez, naturel de Villa-Clara (île de Cuba), âgé de soixante-quatre ans, d'un tempérament bilieux sanguin et d'un bonne constitution, avait joui d'une excellente santé jusqu'en 1824, époque à laquelle il a souffert horriblement pendant quarante-huit heures d'une colique néphrétique, qui fut suivie de l'expulsion d'un calcul ayant la forme et la couleur d'un noyau d'olive. Au bout de quelque temps, une nouvelle attaque a eu lieu; mais cette fois les souffrances prolongées et les coliques finirent sans avoir eu pour résultat l'expulsion de calcul ou de gravelle.

L'exercice immodéré auquel le malade était obligé de se livrer journellement et ses grandes occupations avaient augmenté graduellement ses souffrances; et, à partir de cette époque, elles devinrent continuelles. Envies fréquentes d'uriner, avec dysurie et strangurie ; marche pénible, douleurs dans la région recto-anale, hématuries fréquentes et parfois si abondantes que le malade se trouvait baigné dans son sang.

Dans cet état de souffrance depuis environ trente ans, M. Lopez se détermina, en mai 1853, à venir à Barcelone, où réside une partie de sa famille, pour voir s'il pourrait trouver en Europe un soulagement à ses maux.

Il consulta les premières autorités chirurgicales de cette ville, et tous ces praticiens, à l'exception d'un, qui crut la lithotritie praticable, jugèrent d'un commun accord que l'opération de la taille était la seule indication à remplir ; mais le malade ne voulut pas subir cette opération. Séduit par les promesses des gens du monde, qui lui firent croire que dans les environs il y avait une source d'eau minérale dont l'action en bains et en boissons, pendant une ou deux saisons, pourrait amener la fonte des calculs, il se décida à prendre ces eaux. La saison finie, et n'ayant obtenu aucun soulagement, il consulta un médecin français, qui lui donna le conseil de venir à Paris. M. Lopez s'y rendit à la fin du printemps de 1854, avec une lettre de recommandation pour M. le directeur de l'école de médecine militaire du Val-de-Grâce, M. le professeur Alquié, qui, l'ayant examiné avec l'intérêt du médecin ami, lui proposa de s'adjoindre, comme méritant toute sa confiance, M. le docteur Guillon.

Ce praticien sonda le malade, diagnostiqua un calcul libre,

ayant environ 6 centimètres de diamètre transversal, et
10 ou 11 de longueur, et il fut arrêté qu'on aurait recours
à la lithotripsie quand le malade y aurait été suffisamment
préparé. On lui laissa d'abord le temps nécessaire pour se
remettre des fatigues d'un long et pénible voyage.

I. — *Première lithotripsie pratiquée par M.* GUILLON.

Le jour de l'opération ayant été fixé, MM. les docteurs
Guillon et Alquié, M. Guillon fils et moi, nous nous réu-
nîmes chez M. Lopez.

Après avoir injecté de l'eau dans la vessie, M. le docteur
Guillon plaça le malade sur un canapé, avec un coussin sous
la région sacrée, pour que le siége fût sur un plan plus élevé
que la tête, et afin que la pierre tombât sur la paroi postérieure de la vessie ; les jambes, fléchies sur les cuisses et
celles-ci sur l'abdomen, furent tenues écartées par M. Guillon
fils et moi.

L'opérateur introduisit dans la vessie son brise-pierre
enduit de cérat, avec autant de facilité et de promptitude
qu'on introduit une sonde ordinaire dans un urètre non rétréci ; et dès qu'il eut ouvert cet instrument, en déprimant
la paroi postérieure de la vessie, la pierre tomba immédiatement entre ses mors. Elle avait six centimètres et demi de
diamètre ; — et quoiqu'elle fût très-dure, M. Guillon l'é-
crasa facilement en abaissant avec la main droite le levier
placé dans la rondelle de la branche femelle ; — reprenant
ensuite les plus gros morceaux, leur pulvérisation s'effectua
très-rapidement et sans retirer l'instrument, qui fut dégorgé
quatre fois au moyen de l'évacuateur. Cette séance dura
cinq minutes ; et, après l'opération, le malade prit un bain
tiède où il resta une heure, fumant son cigare fort tranquil-
lement. Le reste de la journée et la nuit se passèrent très-
bien, sans aucun mouvement fébrile. —Le lendemain, de
bonne heure, le malade put se lever et aller à Saint-Sulpice
faire sa prière. Il déjeuna en rentrant et reprit sa vie habituelle.

Je dois le faire remarquer ici, c'est après avoir débarrassé son lithotripteur du détritus qui se trouvait dans la

cuiller de la branche femelle et l'avoir fermé que l'opérateur, voulant reconnaître avec cet instrument s'il restait encore des fragments volumineux, trouva, outre les débris, un calcul fortement enchatonné dans le bas-fond de la vessie, au côté droit.

M. le docteur Guillon fit part à la famille et à M. Alquié de la découverte qu'il venait de faire et il proposa une consultation de chirurgiens au choix du malade. Il fut convenu qu'on appellerait M. le docteur Amussat, votre collègue.

II. — *Tentatives faites par M. Amussat.*

Six jours après, le docteur Guillon, MM. Amussat père et fils, M. Alquié, MM. Guillon fils et moi, élèves en médecine, nous étions réunis chez M. Lopez.

M. Amussat père plaça le malade debout, le dos appuyé contre le mur, les jambes écartées, et il introduisit l'index de la main droite dans le rectum, voulant de la sorte constater à travers la paroi antérieure de cet organe la présence, si c'était possible, du calcul enchatonné. Ensuite, pensant qu'à l'aide du cathétérisme et du toucher combinés il pouvait déloger ce calcul, il fit coucher le malade en supination sur un divan, les cuisses fléchies à angle droit sur le tronc, les jambes fléchies sur les cuisses, tenues écartées en dehors, et la région coccygienne dépassant le bord du lit; et dans cette position du malade il introduisit une sonde d'argent à petite courbure dans la vessie. Puis, la saisissant de la main droite, il dirigea son extrémité à la rencontre de l'extrémité de l'index de la main gauche, introduit dans le rectum, en essayant de faire pénétrer le bec de cette sonde dans la cellule où était retenu le calcul, et pour l'en déloger. Cette double manœuvre opératoire n'ayant produit aucun résultat favorable, M. Amussat retira sa sonde et introduisit dans la vessie un lithotriteur, avec lequel il espérait broyer cette pierre, après l'avoir extraite du chaton où elle était encastrée. Les mors de cet instrument glissant toujours sur le sommet de ce calcul, dont la base était solidement fixée dans la cellule où il s'était développé, M. Amussat ne parvint ni à le déloger, ni à l'écraser, et ces nouvelles tentatives

sont restées aussi stériles que les précédentes. Les douleurs
dont elles furent accompagnées et suivies provoquèrent chez
M. Lopez une si grande exaltation et un tel découragement
qu'il repoussait avec colère toutes les propositions qu'on lui
faisait, ayant pour but l'amélioration de sa situation. Il préférait, disait-il, mourir que de se soumettre à de nouvelles
opérations, et il donna des ordres pour les préparatifs de son
départ qui devait avoir lieu dès que ses souffrances seraient
diminuées.

Cependant, à force d'instances, M. Alquié, qui possédait
toute sa confiance, et moi, nous parvînmes à faire compren-
dre à M. Lopez qu'il devait consentir à ce qu'on le débar-
rassât des quelques fragments restés dans la vessie et prove-
nant du calcul que M. Guillon avait en grande partie détruit,
ces portions de pierre, en augmentant de volume, devant
inévitablement rendre ses souffrances de plus en plus into-
lérables.

Se rappelant qu'il n'avait pas éprouvé de douleur à la
première séance de lithotripsie pratiquée par M. Guillon, il
se décida à laisser pulvériser par ce praticien ce qui restait
de la pierre libre dans la vessie; mais il ne voulait pas qu'on
essayât de nouveau à le débarrasser de celle qui était enchatonnée. Il préférait, disait-il, la conserver, parce qu'il
était persuadé qu'étant seule, elle ne le ferait pas souffrir; que
les douleurs qu'il avait éprouvées n'étaient produites que
par celle qui était libre lorsqu'elle tombait dans le col de la
vessie, et s'opposait à la sortie de l'urine.

III. — *Deuxième lithotripsie pratiquée*
par M. le docteur GUILLON.

Extraction et pulvérisation du calcul enchatonné.

En présence de MM. les docteurs Alquié, Amussat père
et fils, Billot, aide-major à l'hôpital du Val-de-Grâce, de
MM. Guillon fils et Guillon neveu, et Arrastia, élèves en médecine, le docteur Guillon procéda de la sorte à la deuxième
séance de lithotripsie : — Il commença par injecter un demi-
verre d'eau tiède dans la vessie du malade, le fit ensuite placer comme la première fois sur un divan convenablement
disposé, et M. Amussat fils le chloroformisa.

Lorsqu'il fut endormi, M. Guillon introduisit son litho-tripteur et pulvérisa en moins de deux minutes les frag-ments qui provenaient de la pierre attaquée précédemment.

Lorsque les fragments qui gênaient la manœuvre à exé-cuter pour déloger le calcul enkysté furent réduits en pou-dre, M. Guillon saisit avec les mors de cet instrument la portion du calcul enchatonné qui faisait une saillie de plu-sieurs centimètres dans la vessie, et il l'y maintint en rap-prochant à l'aide de la main gauche les rondelles de la branche mâle et de la branche femelle. La fixant ensuite plus solidement à l'aide du levier, qu'il abaissa avec la main droite, tandis qu'il saisissait la tige du brise-pierre avec la main gauche sur laquelle il prit son point d'appui, pour évi-ter de contondre le col de la vessie, par un mouvement de torsion de gauche à droite, il délogea cette pierre de la cel-lule où elle était retenue, et ce fut par une manœuvre ana-logue à celle qu'on exécute pour opérer l'évulsion d'une dent avec la clef de Garengeot qu'il obtint ce résultat.

Le malade, étant endormi par le chloroforme, ne témoi-gna aucune douleur, et ce calcul, qui avait 5 centimétres de diamètre, et qui était porté sur la paroi postérieure de la ves-sie, fut complétement pulvérisé en huit minutes.

Pendant cette séance de lithotripsie, qui dura environ dix minutes, M. Guillon vida quatre fois son lithotripteur, c'est-à-dire qu'il a fait tomber quatre fois dans la vessie, en soulevant l'évacuateur, la poudre dont la branche femelle était engorgée.

L'opération terminée, le malade exprima plusieurs fois à M. Guillon combien il était heureux d'avoir été débar-rassé aussi vite de son calcul enkysté, sans avoir souffert et sans qu'il s'en doutât. Il prit ensuite un bain d'une heure et demie, et pendant la durée de ce bain il rendit avec l'urine, dans un urinoir placé à cet effet, une grande quantité do poudre et de détritus lithique.

Le calcul n'ayant pu être arraché de la cellule où il s'était développé sans déchirer le collet de cette cellule, M. Lopez rendit une assez bonne quantité de sang mêlé à l'urine, pro-venant évidemment de la déchirure produite par son extrac-tion. Aussi, et quoique le malade ait continué à rendre du sang mêlé à l'urine toute la journée et la nuit, M. Guillon ne voulut rien faire pour arrêter cette hémorrhagie, persuadé qu'il était que cette émission sanguine empêcherait l'état fébrile de se développer.

L'opéré fut tenu à la diète jusqu'au lendemain, en prenant pour boisson une légère macération de graines de lin édulcorée avec du sirop de cerises, et quelques cuillerées d'une potion opiacée pour favoriser le sommeil.

La nuit ayant été calme, les urines n'étant plus sanguinolentes et l'appétit s'étant développé, M. Lopez resta levé une partie de la journée et prit deux potages. Une grande quantité de poudre et de détritus lithique fut entraînée au dehors par l'urine et par des injections faites avec la sonde évacuatrice de M. Guillon (¹).

L'examen des fragments les plus volumineux fit reconnaître que les calculs étaient formés de couches concentriques composées de prosphate et d'oxalate de chaux.

Le second jour, M. Lopez reprit son régime ordinaire, et alla se promener au Luxembourg.

Le cinquième jour, MM. Guillon, Amussat et Alquié explorèrent la vessie et reconnurent que M. Lopez était complétement débarrassé de ses deux calculs.

Le sixième jour et les jours suivants, M. Lopez parcourait Paris, faisant ses préparatifs de départ ; et dix jours après l'extraction et la destruction du calcul enchatonné, il se mettait en route pour l'Espagne.

Une lettre que je viens de recevoir d'un membre de sa famille qui habite Barcelone m'annonce que M. Lopez conti-

---

(¹) *Sonde évacuatrice.* — La sonde évacuatrice que j'emploie de préférence est composée de deux tubes placés l'un dans l'autre. Lorsque je l'introduis dans la vessie, l'instrument a la forme d'une sonde ordinaire à courte courbure ; mais, quand il est dans cet organe, par un mouvement de rotation que je fais exécuter au tube interne, je lui donne la forme assez exacte de la lettre T. Lorsque j'ai obtenu l'effet que j'en attendais, pour la retirer je lui rends la forme première par un mouvement de rotation inverse.

Au moyen de cette sonde, immédiatement après l'opération, on amène au dehors toute la poudre lithique et des fragments assez volumineux.

Sonde exploratrice. — Ma sonde de même espèce, de cinq millimètres de diamètre, avec son percuteur, est le meilleur explorateur pour reconnaître les petits calculs vésicaux qu'on ne trouve que très-difficilement avec les sondes ordinaires. (*Note du Dr Guillon.*)

nue à jouir d'une très-bonne santé, et qu'il se propose, l'été prochain, de parcourir l'Europe.

Si les détails dans lesquels je suis entré sont insuffisants pour fixer l'opinion de l'Académie, l'honorable M. Amussat, qui a assisté à l'opération dont il s'agit, donnera avec empressement à la savante Compagnie, j'en suis persuadé, les explications qu'elle réclamera (1). — Elles prouveront que le brise-pierre à levier et à évacuateur de M. Guillon est préférable à ceux généralement en usage, ainsi que l'a reconnu M. Barrier, chirurgien en chef de l'hôpital de Lyon, et que le constate le Mémoire adressé à l'Académie, l'année dernière, par M. le docteur Delore, son élève, mémoire que j'ai lu dans la *Revue médicale* et dans le *Moniteur des Hôpitaux*, en juin 1855.

REMARQUES.

Cette destruction de deux calculs volumineux, opérée presque sans douleur en deux séances, qui n'ont duré que quinze minutes (la première de cinq, la deuxième de dix), quoique l'un de ces calculs fût enchatonné, est un fait important qui mérite de fixer l'attention, et avec d'autant plus de raison qu'il démontre combien la manœuvre du lithotripteur de M. Guillon s'exécute facilement et rapidement.

Si ces calculs, qui étaient très-durs et ont fait souffrir M. Lopez pendant trente ans, avaient été attaqués avec les instruments généralement en usage et par un opérateur moins expérimenté, ce malade aurait pu avoir à subir un très-grand nombre d'opérations, et peut-être d'aussi nombreuses que certain calculeux dont on lisait l'histoire dans le *Moniteur des Hôpitaux*, il y a quelques mois, lequel calculeux n'a pu être débarrassé d'une pierre à peu près semblable à celle qui était libre dans la vessie de M. Lopez,

----

(1) Nous devons faire remarquer que lorsque M. de Arrastia rédigeait ce Mémoire, qui a été adressé à l'Académie de médecine le 8 mai 1856, Amussat était en bonne santé. Il ne pouvait prévoir qu'une mort prématurée viendrait l'enlever aussi rapidement à la science et à ses nombreux amis ; aussi, quand le journal lui parviendra à Madrid, où il est actuellement, partagera-t-il tous nos regrets.

qu'après *trente-deux séances de lithotritie* ou fragmentation.

Or, on le sait, les dilacérations, les contusions produites par les brise-pierres qu'on est obligé d'incliner à droite et à gauche pour saisir soit les calculs, soit leurs fragments, — les introductions trop multipliées d'instruments de métal dans la vessie, déterminent parfois des maladies qui conduisent les malades au tombeau très-rapidement, quoi qu'en disent certains praticiens qui ne savent détruire les pierres que très-lentement avec leurs instruments défectueux.

Assez souvent aussi des cystites graves et le cancer de la vessie ont été observés à la suite de lithotrities trop nombreuses et surtout de celles exécutées par ces brise-pierres fenestrés, qui sont des espèces de cisailles avec lesquelles on coupe ou confond toujours plus ou moins la membrane muqueuse et les colonnes de la vessie, en saisissant les fragments de calculs qu'ils produisent sans pouvoir opérer leur pulvérisation.

Ce sont, d'une part, ces fâcheux résultats, — et d'autre part la mauvaise confection et les défauts des instruments généralement en usage qui sont cause que la destruction de la pierre dans la vessie, bien qu'ayant acquis depuis plus de trente ans droit de domicile dans la pratique chirurgicale, n'est encore employée que par un petit nombre de chirurgiens français, et que cette grave opération de la taille lui est préférée par l'immense majorité des opérateurs.

Si les sages préceptes que M. Guillon déduit des faits pratiques nombreux qu'il a observés étaient connus, la bienfaisante lithotripsie ne tarderait pas à être généralement adoptée.

Les perfectionnements que M. Guillon a introduits dans la pratique de la lithotripsie se rapportent à la situation à donner au malade, — à la manière de pratiquer l'opération — et à la confection des instruments qu'il emploie.

Ce praticien ne fait pas coucher sur un plan parfaitement horizontal les calculeux qu'il opère, ainsi qu'on le fait ordinairement. — Il fait placer sous le bassin du malade un bassin assez volumineux, afin que la pierre et les fragments tombent naturellement sur la paroi postérieure du réservoir de l'urine.

En outre, au lieu d'incliner latéralement les cuillers de son lithotripteur pour saisir la pierre, M. Guillon déprime, avec le bec de la branche femelle, la paroi postérieure de la vessie, et les calculs et les fragments tombent naturellement entre les mors de l'instrument. — En agissant ainsi, on ne pince pas la membrane muqueuse de la vessie, et les opérations sont ordinairement peu douloureuses.

Le bec du lithotripteur de M. Guillon présente la courbure d'une portion de cercle assez régulier. — C'est cette courbure qui amène les calculs et les fragments naturellement au milieu de la cuiller de la branche femelle où se trouve sa plus grande largeur, quand l'instrument est bien confectionné.

Pour donner une grande force aux mors de ses lithotripteurs, sans en augmenter sensiblement le volume, M. Guillon a fait conserver sur le milieu de la face externe de chacun d'eux une côte saillante et arrondie, ce qui donne au bec de l'instrument, vu de face, la forme d'un losange dont les angles sont arrondis.

Afin de pouvoir débarrasser à volonté la cuiller de la branche femelle de la poudre lithique qui s'y trouve entassée, il a placé dans cette cuiller un double fond qu'on nomme *évacuateur* et qui permet de vider cette poudre lithique dans la vessie, aussi souvent que c'est nécessaire. — Quand l'opération est terminée, on vide de nouveau, au moyen de cet évacuateur, l'instrument qui est ensuite retiré complétement débarrassé de la poudre calculeuse.

Dans le brise-pierre pour enfants, cet évacuateur est disposé de telle façon que si la branche femelle venait à se rompre pendant l'opération, il amènerait aisément le fragment au dehors. — Un fil d'argent placé dans la branche mâle servirait à extraire la cuiller de cette branche si elle se brisait dans la vessie.

Un levier très-puissant fixé dans l'armature permet d'exécuter, en une séance de quelques minutes, la pulvérisation d'un calcul qui n'aurait pu être détruit avec les autres brise-pierres qu'en huit ou dix séances d'égale durée. — Ce levier ne peut jamais produire la rupture du lithotripteur pour adulte, parce que *des chevilles de sûreté*, dont l'une fixe ce levier dans l'armature, doivent se rompre avant que la puis-

sance employée pour pulvériser la pierre puisse fracturer
l'un de ces mors. — En outre, la pression qu'il produit
étant intermittente par force vive, ne fait avancer la branche
mobile que dans l'étendue d'un centimètre au plus ; on voudrait rompre cet instrument qu'on n'y parviendrait pas avec
ce levier.

Les passages ci-après, que j'emprunte au travail que
M. Delore, élève de M. le professeur Barrier, de Lyon, a
adressé l'année dernière à l'Académie de médecine, contri-
bueront, je crois, à fixer l'opinion des praticiens sur les
avantages que présente l'instrument avec lequel on a pulvérisé, en deux séances de quelques minutes, les deux calculs
de M. Lopez, quoique l'un d'eux fût enchatonné, calculs
qui, avec les autres brise-pierres en usage, auraient nécessité un grand nombre de séances d'égale durée, probable-
ment une vingtaine.

« M. Guillon, dans son brise-pierre pulvérisateur, dit
M. Delore, a réalisé un important progrès, en rendant la
pression facile et très-rapide, au moyen d'un levier très-
ingénieux, bien plus puissant que l'écrou brisé, le pignon et
le volant. L'instrument de M. Guillon remplit toutes les in-
dications que d'autres avaient vainement tenté d'atteindre.»

M. le docteur Delore termine ainsi sa deuxième observation de lithotripsie pratiquée par M. Barrier avec l'instrument de M. Guillon.

« M. Barrier, dans cette opération, eut beaucoup à se
louer du brise-pierre de M. Guillon. Il est convaincu que,
grâce à son emploi, le nombre de séances fut moindre
qu'elles n'auraient été avec un autre ; qu'il a épargné à son
malade une grande part des souffrances que causent l'entrée
et la sortie répétées des instruments ordinaires.

« L'instrument de M. Guillon est celui auquel M. Barrier donne actuellement la préférence.

« Il présente, en effet, un grand avantage sur les autres
lithotriteurs à cuiller. Une lame d'acier, nommée *évacuateur*, existe entre la branche mâle et la branche femelle ;
elle est fixée à cette dernière et, lorsque la cuvette est en-
combrée de poussière calculeuse, on imprime à l'évacuateur
de petites secousses ; il fait alors de brusques saillies entre
les mors, et toute la poussière est rejetée dans la vessie ; de

la sorte l'instrument peut servir encore sans qu'on ait besoin
de le retirer ; on évite ainsi d'introduire fréquemment, dans
les organes urinaires, de nouveaux instruments qui pourraient enflammer et déchirer le canal ; c'était quelquefois à
grand'peine, et non sans dommage pour la muqueuse urétrale, qu'on retirait les anciens lithrotipteurs à cuiller,
dont les mors étaient écartés par des débris de pierre fortement tassés. Cet inconvénient n'existe plus ; grâce à la mo-
dification de M. Guillon, on peut toujours retirer l'instrument parfaitement fermé.

« De plus, le lithotripteur de M. Guillon a des mors plats
et larges : le calcul peut donc facilement s'y engager, sans
qu'il soit nécessaire de les incliner à droite ou à gauche et
vers le bas-fond de la vessie ; c'est une chance de moins de
saisir les parois vésicales ou les colonnes charnues, si fréquentes chez les calculeux.

« Outre la sécurité plus grande, il offre d'autres avantages
qui ne sont point à dédaigner ; on opère plus rapidement et
on perd moins de temps. L'opérateur, je l'ai déjà dit, n'est
point obligé de changer à chaque instant d'instrument ; de
plus, il peut se passer du pignon et du marteau, qui sont
avantageusement remplacés par *un levier* puissant qui fait
partie de l'instrument lui-même : on évite ainsi toute secousse qui pourrait blesser la vessie. Ajoutons enfin que la
forme du bec permet une pulvérisation plus complète et
plus rapide qu'avec les autres lithotripteurs. »

M. Delore termine ainsi son Mémoire :

« Le brise-pierre de M. Guillon a l'inconvénient peut-être
d'être d'un prix plus élevé que le lithotripteur ordinaire ;
mais, tandis qu'on a besoin d'avoir cinq ou six modèles de
diverses grandeurs de celui-ci, avec trois instruments de
M. Guillon, un petit, un moyen et un grand, on peut suffire
à tous les besoins du manuel opératoire. »

CONCLUSIONS.

De ce qui précède, — de certains faits bien connus, et
surtout de deux opérations de lithotripsie très-remarquables,
à l'aide desquelles M. Pluyette, chef de bureau au ministère

des finances, a été débarrassé, l'année dernière, de deux calculs assez volumineux enkystés dans une cellule située sur
la partie antérieure de la vessie, *calculs que **M**. Guillon a dé-
truits dans cette même cellule,* en présence de M. le docteur
Hervez de Chégoin, qui, avec M. le professeur Jobert de
Lamballe, avait constaté l'état du malade, — je crois devoir
adopter les conclusions ci-après, que M. Guillon, ancien
chirurgien consultant du roi, a formulées dans ses travaux
sur la lithotripsie, travaux qui lui ont mérité l'honneur d'ê-
tre lauréat de l'Académie des sciences, au concours Montyon, en 1847 et en 1850 (1).

(1) Voici ce qu'on lit dans les programmes des prix de l'Institut de
France du 26 avril 1847, et du 16 décembre 1850 : c'est au nom d'une
Commission composée de MM. Serres, Duméril, Magendie, Andral,
Roux, Rayer, Lallemand, Milne-Edwards et Velpeau, que ce dernier
s'exprimait ainsi :

« Invention heureuse, conquête importante de la chirurgie moderne,
la lithotritie n'en est pas moins encore une opération sérieuse, parfois
difficile, souvent dangereuse...

« Frappé des inconvénients du brise-pierre ordinaire, M. Guillon
en a fait construire un auquel la Commission a reconnu plusieurs
avantages. *Par le peu d'élévation de ses bords, la cuiller de cet instrument
appelle en quelque sorte les corps étrangers dans sa concavité, une fois
qu'il est dans la vessie.* Pour en faire agir les branches, l'auteur se sert
d'un engrenage *et d'un levier* qui lui permettent d'en graduer la puissance, d'en rendre la pression continue ou intermittente et sans secousse, à volonté. Afin d'éviter le tassement des fragments broyés,
M. Guillon a fixé sur la face concave de son brise-pierre une feuille
d'acier qu'un mécanisme assez simple permet de soulever et de repousser. Il est ainsi facile de reprendre, de saisir, de broyer le calcul ou
ses fragments un grand nombre de fois, dans la même séance, sans
retirer l'instrument... qui a paru plus complet, plus franchement praticable qu'aucun autre sous ce rapport.

« Tout ce qui tend à rendre le broiement de la pierre plus prompt,
plus facile et moins dangereux, a d'ailleurs tant d'importance, que la
Commission propose d'accorder à M. Guillon un encouragement de
deux mille francs. »

Environ quatre ans après, une autre Commission, composée de
MM. Roux, Rayer, Lallemand, Serres, Velpeau, Magendie, Duméril,
Flourens et Andral, ce dernier rapporteur, disait : « M. le docteur
Guillon, qui déjà, au concours de 1845, avait été récompensé pour un
brise-pierre pulvérisateur, a sensiblement amélioré cet instrument; il
lui a donné une grande simplicité et une plus grande rapidité d'action; il en a rendu en même temps l'emploi plus facile ; et, comme
ces modifications ont paru à votre Commission assurer encore à cet
instrument un plus haut degré de sûreté et d'utilité, elle vous propose
d'accorder à M. Guillon un encouragement de mille francs. »

1° Avec de bons instruments de lithotripsie conduits avec habileté par une main exercée, on détruit promptement et facilement les calculs renfermés dans la vessie et on évite toujours, ou presque toujours, l'opération de la taille chez l'adulte et chez l'enfant.

2° Quels que soient le volume et la dureté d'un calcul vésical, au moyen du lithotripteur de M. Guillon on peut le pulvériser complétement en deux ou trois séances de quelques minutes, tandis qu'avec les brise-pierres généralement employés, il faudrait vingt ou trente lithotripsies d'égale durée pour en débarrasser le malade.

3° Avec le brise-pierre pulvérisateur pour enfant, qui, en 1850, a valu à M. Guillon la deuxième récompense que l'Académie des sciences lui a décernée, la lithotripsie est pratiquée avec autant de sûreté et plus de succès encore dans le jeune âge qu'à l'âge adulte. La destruction de la pierre dans la vessie s'effectue avec autant de sûreté chez les enfants que chez l'adulte, d'abord parce que les *chevilles* qui fixent certaines pièces du brise-pierre, et qu'on nomme chevilles de sûreté, doivent se rompre avant que la puissance employée puisse effectuer la rupture de ses mors; en outre, si l'une des branches de l'instrument venait à se briser dans la vessie, l'évacuateur fixé dans la branche femelle, ou le fil d'argent placé dans la branche mâle de ce lithotripteur, amènerait facilement ce fragment en dehors.

J'ose espérer que ces détails assez circonstanciés fixeront l'attention de l'Académie, et que ce Mémoire pourra contribuer à populariser la bienfaisante pulvérisation des calculs, d'après le procédé de M. Guillon, qui procure une guérison rapide sans exposer aux accidents et aux lenteurs qu'entraîne le morcellement, la fragmentation connue sous le nom de *lithotritie.*

Lorsque l'Académie des sciences décerna des récompenses à M. Guillon pour l'invention de ses lithotripteurs, ce praticien possédait des faits concluants, qui ont démontré, dès lors, les avantages de ses instruments pulvérisateurs et de sa manière de pratiquer la lithotripsie; mais aucun n'était aussi remarquable que les deux que j'ai rapportés.

Le dernier fait surtout, — *cette pulvérisation de deux calculs renfermés dans une cellule située entre la vessie et le pubis, est certainement la plus remarquable lithotripsie qu'on ait pratiquée jusqu'à ce jour.* — Aussi supplions-nous M. Hervez de Chégoin de vouloir bien renseigner l'Académie sur ce fait, dans l'intérêt de la science et de l'humanité, si M. Guillon n'a pas publié cette importante observation, lorsqu'un rapport sur ce Mémoire sera présenté à la savante Compagnie (¹).

NEUVIÈME DOCUMENT.

Faits pratiques.

Je pourrais rapporter ici un grand nombre d'observations de malades débarrassés de calculs vésicaux nombreux ou volumineux, en une ou deux séances, au moyen de mes lithotripteurs, et qui, pour obtenir les mêmes résultats avec les instruments droits de M. Civiale, auraient été obligés de subir de nombreuses opérations ; mais comme un plus grand nombre augmenterait trop le volume de cet opuscule, je ne citerai que les quatre lithotripsiés qui sont venus à Vichy il y a deux ans et l'année dernière, peu de temps après leur guérison.

I. — Les deux premiers, MM. Guillot et Blanchet, qui étaient à Vichy en 1845, ont été débarrassés de leurs calculs vésicaux en deux séances. Le premier avait quatre pierres du volume d'une grosse noix, et le deuxième avait six pierres, les unes un peu plus grosses, les autres un peu moins volumineuses, et très-dures.

MM. Guillot et Blanchet m'avaient été adressés par leur médecin, le docteur Dubreuil.

M. Guillot, demeurant rue Neuve-Saint-Denis, n° 9, à Paris, fut opéré, la première fois, en présence de M. Desormeaux et de M. Lenoir, chirurgien de l'hôpital Necker ; et la deuxième fois, en présence de M. le docteur Isidore Bourdon, membre de l'Académie de médecine.

(¹) J'espère consigner cette observation dans mon prochain fascicule, avec l'histoire du fait pratique concernant M. le curé Petit, qui était à Vichy l'année dernière, et que j'ai présenté à l'Académie des sciences, le 17 novembre 1856, complètement débarrassé d'un calcul vésical, *très-dur*, du volume d'un très-gros œuf de poule (58 millimètres de diamètre), et dont le poids pouvait être d'environ 150 grammes.   GUILLON.

M. Blanchet, demeurant rue Saint-Honoré, n° 205, fut opéré, la première fois, en présence de MM. les docteurs Dubreuil et Duret; la deuxième fois, en présence de M. le docteur Guersant, chirurgien de l'hôpital des Enfants-Malades.

MM. Guillot et Blanchet reprirent leur genre de vie habituel, deux jours après la dernière opération.

II. — Les deux autres lithotripsiés, qui étaient en même temps que moi à Vichy, en 1856, sont M. Chapelle, cordonnier, demeurant boulevard des Italiens, n° 28, et M. William Jackson, propriétaire, avenue d'Antin, n° 15.

M. Chapelle fut débarrassé de trois pierres en une seule séance, et le lendemain matin il dirigeait ses ouvriers comme à l'ordinaire.

Il fut opéré en présence de MM. les docteurs de Arrastia et Duret.

M. Jackson fut également débarrassé de quatre calculs vésicaux du volume d'une noix, en une seule opération, en présence de M. le docteur Bayard, son médecin ; et le surlendemain il reprenait son genre de vie habituel.

Voici ce qu'il écrivait à l'un de ses amis de Saint-Etienne, M. Ruff..., le 24 juillet 1856 : «Comme vous m'avez parlé de « vos souffrances par la pierre, je viens vous entretenir de « ce qui m'est arrivé.—Depuis longtemps je souffrais beau- « coup pour uriner ; généralement, après un exercice un peu « long, et surtout en voiture, j'urinais du sang. — J'avais « beau consulter mon médecin de Saint-Chamond, lorsque « j'y fus pour notre réunion générale, ainsi que mon méde- « cin de Paris, suivre un traitement, me soigner ; rien n'y « faisait. A la fin, mon médecin de Paris me conseilla d'al- « ler trouver le docteur Guillon, et me faire sonder pour en « avoir le cœur net. Après quelques jours de préparation, « il déclara, à mon grand étonnement, que j'avais la pierre ; « et quelques jours plus tard cet habile opérateur, en cinq « minutes, a parfaitement broyé et pulvérisé quatre pierres « que j'avais depuis quelques années, et cela sans la moindre « douleur.

« Son instrument, dont il est l'inventeur, n'est peut-être « employé que par lui, car partout j'entends parler de dou- « leurs atroces qui obligent le malade à être opéré dix, « quinze et vingt fois.

« M. Guillon est revenu trois jours après pour examiner
« s'il me restait quelques fragments ; mais il n'a rien trouvé,
« et me déclara guéri. — En effet, depuis le moment de l'o-
« pération, je n'ai rien senti, et je jouis d'une excellente
« santé.....

               « Signé : WILLIAM JACKSON. »

En rappelant les séances nombreuses que font certains
opérateurs, M. Jackson faisait allusion à douze opérations
pratiquées par M. Civiale à M. Della-Costa, dont le traitement avait duré six mois, et qui aurait pu, lui disait-il, être
guéri en une seule séance, si M. Civiale avait employé mon
brise-pierre pour l'opérer.

Le fait ci-après me paraît pouvoir confirmer l'opinion exprimée devant moi, à Vichy, par M. Jackson.

III. — M. le général de division, comte Préval, sénateur,
avait eu une première fois la pierre, dont il fut débarrassé
par M. Civiale, au moyen de nombreuses séances de lithotritie.

De nouveaux calculs s'étant formés cinq ans plus tard, il
s'adressa à feu Pasquier, qui les lithotritia.

En 1848, de nouvelles pierres faisant souffrir horriblement
M. le général Préval, il vint réclamer mes soins, Pasquier
étant à cette époque en Algérie avec le prince de Joinville et
le duc d'Aumale.

La veille et l'avant-veille, il avait rendu plusieurs petits
calculs ; mais d'autres, engagés dans le col de la vessie et
fermant l'orifice interne de l'urètre, lui causaient de si vives
douleurs, qu'il insista pour que je l'opérasse immédiatement chez moi.

Deux opérations de lithotripsie de cinq minutes, et une
troisième de trois minutes, pratiquées dans mon cabinet, à
quelques jours d'intervalle, l'ont complétement débarrassé de
ses pierres, qui étaient très-nombreuses.

Quoique je lui eusse, par prudence, recommandé un re-
pos complet, — le soir, après la première séance, il se rendit
à l'Opéra, où il resta jusqu'à minuit. Et après la troisième il
assistait à un dîner splendide, où il se conduisit en homme
jouissant d'une santé parfaite. Lorsque le lendemain je lui
reprochai ses imprudences, sa réponse fut celle-ci : « Mon
« cher docteur, vos opérations ont été beaucoup moins dou-

« loureuses que ne l'était l'introduction de ma sonde, quand
« il fallait y recourir pour uriner. Pourquoi, alors, m'im-
« poser des privations dont je peux me dispenser? Songez
« que je suis septuagénaire et que je tiens à compenser, au-
« tant que je le pourrai, les privations que j'ai éprouvées en
« faisant la guerre, etc., etc... »

En 1852, le général, ne voulant suivre aucun régime pour
empêcher autant que possible la formation de nouvelles
pierres, devint calculeux une quatrième fois.

Comme je n'étais pas à Paris à cette époque, il réclama les
soins de M. Civiale, qui lui fit *vingt-sept opérations* avec ses
instruments droits.—Des abcès et plusieurs accidents se dé-
clarèrent, et huit jours après la vingt-septième séance, IL
SUCCOMBA, — le 19 janvier 1853.

D'après les détails qui m'ont été donnés, je suis porté à
croire que quelques séances de lithotripsie auraient suffi à
M. Civiale pour débarrasser le général de ses calculs, s'il
avait employé mon brise-pierre.

Ce fait comparatif me paraît assez concluant pour empêcher M. Civiale d'imposer à ses successeurs l'obligation
d'adopter ses lithotriteurs et pour le décider à donner actuellement la préférence à mon brise-pierre à levier et à
évacuateur.

Puisque mes succès en *stricturotomie* ont déterminé
mon très-habile confrère à adopter cette méthode de traitement, ainsi que mon instrument pour inciser les strictures
de l'urètre ; la destruction des calculs de M. le comte Préval,
en trois séances de lithotripsie, comparée aux conséquences
funestes qu'ont entraînées ses vingt-sept opérations de lithotritie avec ses instruments droits, cette destruction rapide,
dis-je, doit le déterminer aujourd'hui à adopter aussi mes
lithotripteurs et ma manière de pratiquer la lithotripsie.

. Si les chirurgiens ont *un intérêt* à faire des opérations
nombreuses, en suivant les préceptes de M. Civiale, les
malades ont un intérêt opposé, et d'autant plus grand que
la multiplicité des séances de *lithotritie* entraîne parfois de
fâcheux résultats, ainsi que le fait relatif au général Préval
en offre la preuve.

FIN.

9 782019 268596